漢方・気血水論の研究　目次

漢方・気血水論の研究

はじめに

わたくしの臨床実践は気血水論、陰陽論、そして方証相対論に基づいている。たとえば、突然に起こる不安感や焦燥感を主訴とし、上熱下寒があり、臍上悸が認められる場合には、これを気の衝逆（奔豚気）の病態と考え、苓桂甘棗湯、良枳湯、奔豚湯など気の衝逆を治す方剤の中から証を決定する。

また、月経に伴う身心の不調を主訴とする患者の場合、視診、脈診と腹部の圧痛点などから瘀血の病症と考え、陰陽虚実を勘案して駆瘀血の方剤の中から証を見極める。

そして、全身倦怠感、浮腫傾向、あるいは身体動揺感を主訴とする場合には、これを水毒と考え、脈候や腹候などから、真武湯など利水剤の証を鑑別して方証相対で対処するのである。

この様に気血水論はわたくしの臨床にとって必要不可欠な病態認識の方法論であるが、その基本的知識は藤平健・小倉重成両師から師授されたものである。

ところが、ここ数年、わたくしはこの気血水論に限らないのであるが、これまで当たり前と考えてきたことに非常に疑問を覚えるようになった。そもそも師授された気血水論はどの様にして形成されたのかという疑問である。これを明確にしておかなければ、その上に乗っている、わたくし自身の学問の基盤が揺らぐのである。

気血水論は日本漢方を特徴づける病態認識の方法論であることは現代の中国の学者も認めていることであるが、そうであるからこそ、その形成過程を明らかにしておかなくてはならないと考えるに至ったのである。これがまさしく本書を執筆することにした動機である。

そこで、本書では、気血水論が形成された歴史を、『傷寒論』『金匱要略』に溯って考察し、吉益南涯の業績、そして藤平健・小倉重成の気血水論の形成過程を明らかにすることを試みた。併せてわたくしがこれを改良したことの妥当性について根拠を挙げて記した。なお本文中の人名の敬称は全て省略した。無礼をお許し頂きたい。

第一章　『漢方概論』における気血水の記述

本書を執筆する動機となった恩師の記述を掲げ、解決すべき疑問点を挙げることから始めてみたい。なお、『漢方概論』の「気血水」の全文を巻末に輯録したので、ここにはその要点を記す。

一．気

①　気の上衝
静的上衝。のぼせ。苓桂五味甘草湯
動的上衝。奔豚気。桂枝加桂湯、苓桂甘棗湯、奔豚湯

②　気の欝滞
半夏厚朴湯

二．血

瘀血
実　証：桃仁、牡丹皮
虚　証：当帰、川芎、敗醤、土瓜根、水蛭、虻虫、䗪虫、乾漆、蠐螬

方剤
実　証：桃核承気湯、桂枝茯苓丸、大黄牡丹皮湯、下瘀血湯、下瘀血丸、抵当湯、抵当丸
虚実間：腸癰湯
虚　証：当帰芍薬散、薏苡附子敗醤散、土瓜根散、芎帰膠艾湯、大黄䗪虫丸

三．**水**

水毒の種類

痰飲、懸飲、溢飲、支飲、伏飲、溜飲、風水、皮水、裏水

水毒に用いる薬剤・薬方

茯苓、朮、沢瀉、猪苓、麻黄、木通、防已

黄耆、半夏、生姜、杏仁、細辛、呉茱萸、商陸、附子。

方剤

五苓散、猪苓湯、沢瀉湯、小青竜湯、越婢湯、越婢加朮湯、茯苓飲、茯苓沢瀉湯、木防已湯、木防已去石膏加茯苓芒硝湯、麻黄附子細辛湯、呉茱萸湯、真武湯、人参湯。

疑問点

① 気血水の概念と『傷寒論』『金匱要略』との関係はどの様なものなのか。

② 気血水という概念を提唱したのは誰なのか。

③ 吉益東洞の「万病一毒説」との関係は如何なるものか。

④ これを提唱した人物あるいは著作と『漢方概論』との関係は如何なるものか。

⑤ 利水の方剤に麻黄附子細辛湯や人参湯が記されているが、その根拠はどこにあるのか。

疑問は尽きないが、順次、検討してゆきたい。

第二章　気血水の視点からの『傷寒論』『金匱要略』の検討

『傷寒論』『金匱要略』の著者・張仲景は内経系医学の思弁的論理（特に五行論）から離れて可能な限り客観的な症候を記述している。『傷寒論』の成立についての私見を日本東洋医学雑誌（五七巻・二〇〇六）に公表したが、この際に、その基盤に気の思想が厳然として存在することを学問の未熟さ故に、わたくしはこの論文に明示できなかった。

気の思想は老子・荘子によって提唱された。「気」と「生命」の関係は『荘子』（知北遊第二十二）に見られる。「人之生気之聚也、聚則為生、散則為死。吾生死為徒、吾又何患。」と。つまり、「人の生命は気の集まりによっている。気が集まれば生となり、気が散ずれば死となる」という思想である。老荘思想では「道」を説くが、これは形而上のことがらであり、「気」は形而下のことがらである。

この気の思想が中国伝統医学の基盤となっていると山田慶兒は指摘している（中国医学はいかにつくられたか：岩波新書・一九九九年刊）。つまり、その後に登場する『黄帝内経』や『神農本草経』、そして『傷寒論』『金匱要略』も、この老荘思想を共通基盤としていると言うのである。

ここに『傷寒論』が記されていることにこれまで筆者は違和感を抱いていたが、以下に見るように、気の思想を基盤としていたと考えなければ、『傷寒論』および『金匱要略』の様々な用語が登場する理由を説明できないのである。

山田慶兒は『黄帝内経』の記述を元に、図1を示しており、「気という語が四つの異なった段階にあらわれており、下の段階になるほど個々の具体的な者に近づいてゆく。そして第三から第四の段階あたりで、人体を構成する単位としての物にたどりつく。」と記している。

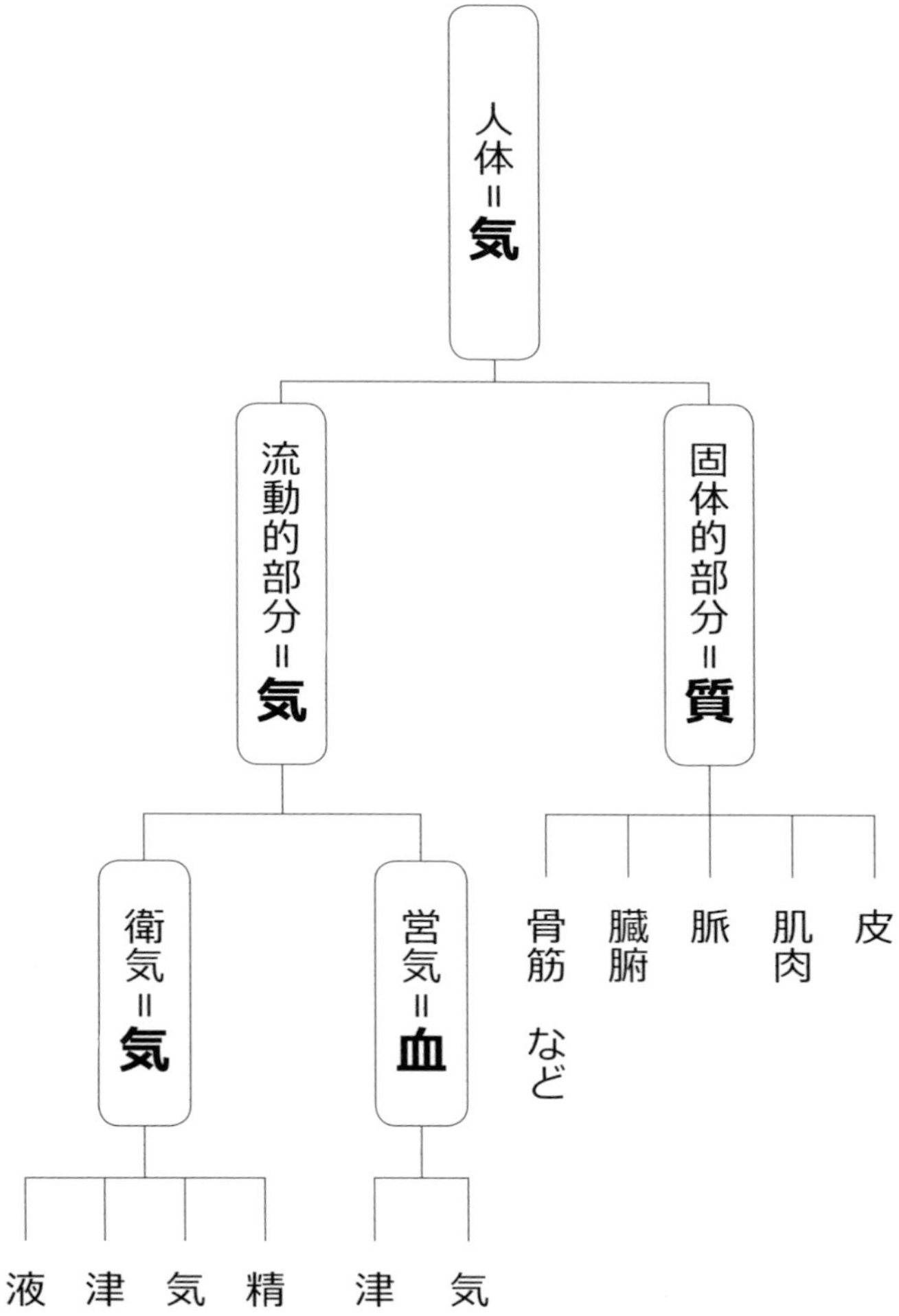

〔図１〕

この図1の構造は紀元前後から3世紀の医学の基盤的思想であったと考えるのが自然であろう。山田慶兒は『霊枢』の記述から図1を描き出したが、筆者は、図2に示したように、当時の医学常識をたまたま『霊枢』が明示したのであって、『傷寒論』が『霊枢』の影響下に成立したという考えには賛同しない。

因みに『霊枢』の決気第三十に次の文章がある。

「何謂氣。岐伯曰。上焦開発、宣五穀味。薫膚充身澤毛。若霧露之漑。是謂氣。」

「何謂津。岐伯曰。腠理発泄、汗出溱溱。是謂津。」

「何謂液。岐伯曰。穀入気満。淖淖注于骨、骨属屈伸。洩澤補益脳髄、皮膚潤澤。是謂液。」

「何謂血。岐伯曰。中焦受気取汁、変化而赤。是謂血。」

そこで、わたくしのこの見解、すなわち気血水の概念が『傷寒論』『金匱要略』の基盤にあったということを裏付ける資料として、この二つの古典の記述にある気血水の用例を網羅的に検索した。『傷寒論』の調査に用

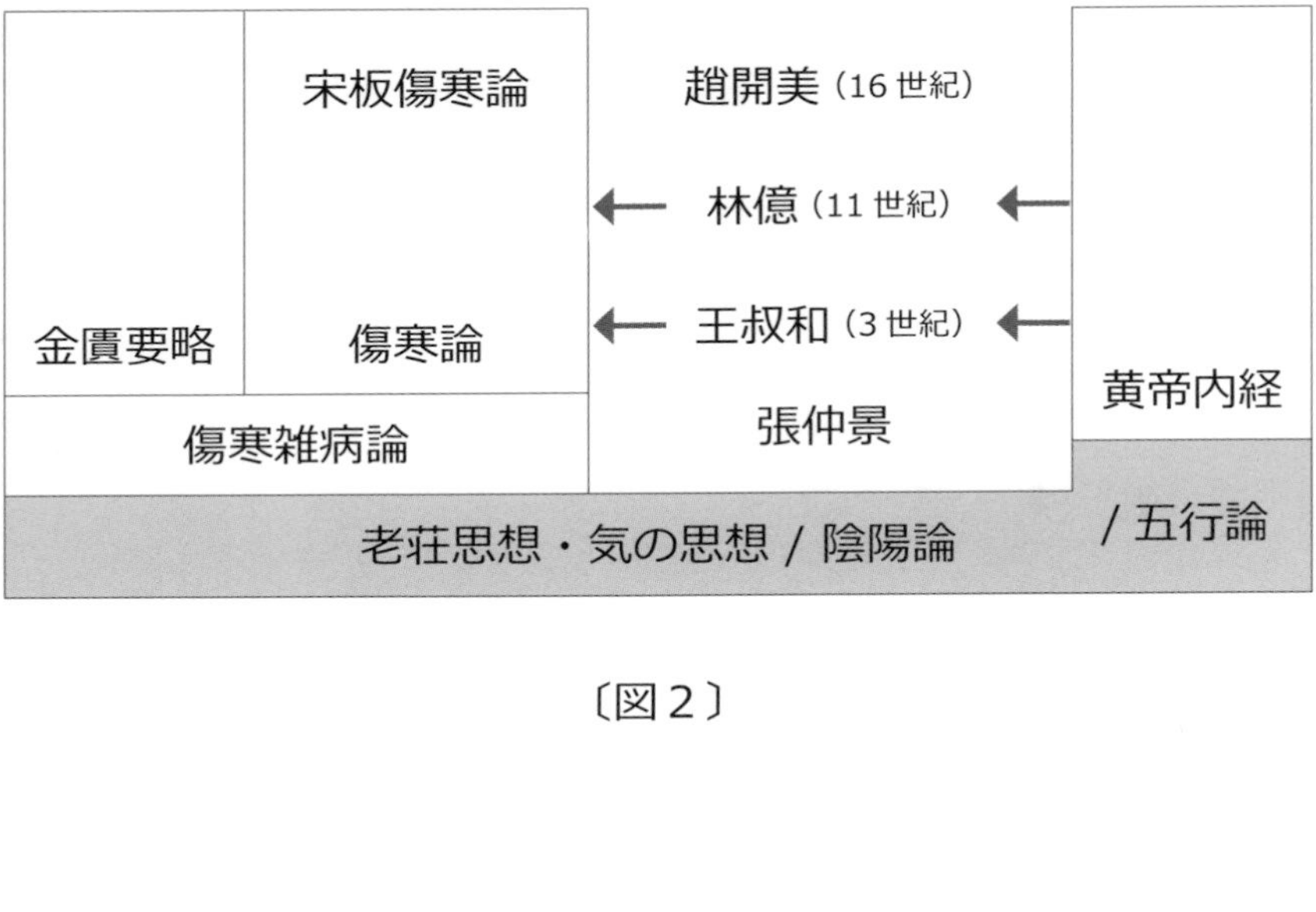

〔図2〕

いたのは奥田謙蔵著『傷寒論講義』（医道の日本社・一九七四年刊）である。奔豚は気の異常であり、また水は津液とほぼ同義であるので、これらをも拾い上げた。引用文の中で省略した部分を（・・）で示した。〔十五〕は条文番号である。

一、『傷寒論』に見る気血水関連用語

〔十五〕太陽病。下之後。其気上衝者。可与桂枝湯。
〔四〇〕傷寒表不解。心下有水気。・・小青龍湯主之。
〔四一〕傷寒心下有水気・・小青龍湯主之。
〔五八〕凡病。若発汗。若吐。若下。若亡津液。陰陽自和者。必自愈。
〔六五〕発汗後。其人臍下悸。欲作奔豚。茯苓桂枝甘草大棗湯主之。
〔六七〕傷寒。若吐。若下後。心下逆満。気上衝胸。
〔七四〕中風。発熱。・・・。渇欲飲水。水入則吐者。名曰水逆。五苓散主之。
〔九〇〕亡血家。不可発汗。発汗。則寒慄而振。
〔一一一〕太陽病。不解。熱結膀胱。其人如狂。血自下。・・・宜桃核承気湯方。
〔一一五〕太陽病。二日。反躁。・・・胃中水竭。
〔一二四〕焼鍼令其汗。・・・必発奔豚。気従少腹上衝心者。・・與桂枝加桂湯。
〔一三二〕太陽病。身黄。・・・其人如狂者。血証諦也。抵当湯主之。

〔一三三〕傷寒有熱。少腹満。應小便不利。今反利者。為有血也。・・宜抵当丸。

〔一五〇〕婦人中風。発熱悪寒。・・・此為入血室也。

〔一五一〕婦人中風。七八日。・・経水適断者。此為熱入血室。其血必結。・・小柴胡湯主之。

〔一五二〕婦人傷寒。・・・如鬼状者。熱入血室。無犯胃気。及上二焦。必自愈。

〔一五八〕脈浮而緊。而復下之。・・但気痞耳。

〔一六四〕傷寒。汗出解之後。胃中不和。・・脇下有水気。腹中雷鳴。下痢者。生姜瀉心湯主之。

〔一六七〕傷寒。吐下後。・・・気上衝咽喉。

〔一七三〕病。如桂枝湯証。・・・気上衝咽喉。・・・宜瓜蔕散。

〔一八八〕問曰。何縁陽明病。・・・此亡津液。胃中乾燥。

〔二一一〕陽明病。本自汗出。・・・以亡津液。胃中乾燥。

〔二二二〕陽明病。其人多汗。以津液外出。胃中燥。・・・小承気湯主之。

〔二三五〕陽明病。下血。譫語者。此為熱入血室。

〔二三七〕傷寒四五日。・・津液越出。

〔二三九〕陽明病。脇下鞕満。・・・津液得下。胃気因和。

〔二四〇〕陽明中風。脈弦浮大。・・・又按之気不通。

〔二四一〕陽明病。自汗出。若発汗。小便自利者。此為津液内竭。

〔二六四〕陽脈実。因発其汗。・・・亡津液。大便因鞕也。

〔二六六〕病人。無表裏証。・・不大便者。有瘀血。宜抵当丸。

〔三二六〕少陰病。二三日。・・此為有水気。・・真武湯主之。
〔三三六〕厥陰之病。消渇。気上撞心。
〔三五七〕傷寒。五六日。不結胸。・・此為亡血。下之死。
〔三六八〕傷寒。四五日。腹中痛。若轉気。
〔三九一〕傷寒。大吐。大下之。・・以其人外気怫鬱。
〔三九五〕傷寒。其脈微渋者。・・欲似大便。而反失気。
〔三九七〕悪寒。脈微而復利。利止。亡血也。四逆加人参湯主之。
〔四〇四〕傷寒陰陽易為病。其人身体重。少気。
〔四〇七〕大病差後。従腰巳下。有水気者。牡蛎沢瀉散主之。
〔四〇九〕傷寒解後。虚羸。少気。気逆欲吐者。竹葉石膏湯主之。
〔四一〇〕病人脈巳解。而日暮微煩。・・脾胃気尚弱。

これを気血水でまとめてみると、

〔気に関連する用語〕

気逆、気上衝、奔豚、気上衝胸、気痞、気上衝咽喉、気不通、転気、気怫鬱、失気、少気、脾胃気尚弱。

〔血に関連する用語〕

亡血、血自下、血証、為有血、為入血室、有瘀血。

〔水に関連する用語〕

心下有水気、有水気、亡津液、水逆、水竭、脇下有水気、津液外出、津液越出、津液得下、津液内竭。

このように「脾胃気尚弱」〔四一〇〕を例外として五臓論の影響は受けていない。

☆

二、『金匱要略』に見る気血水の関連用語

調査に用いた『金匱要略』は大塚敬節著・山田光胤校訂の『金匱要略の研究』（たにぐち書店・二〇〇六年刊）である。水に関連する痰・飲も拾いあげた。

〔臓腑経絡先後病脈証治第一〕

○則水不行、水不行。則心火気盛。

○夫人稟五常、因風気而生長。風気雖能生万物、・・客気邪風、中人多死。・・為血気所注。

○問曰、病人有気色見於面部。・・鼻頭色微黒者、有水気。・・色白者、亡血也。

○師曰、・・息引胸中上気者欬。

○師曰、病人・・必短気而極也。

〔痓湿暍病脈証治第二〕

○太陽病、無汗而小便反少、気上衝胸、口噤不得語、欲作剛痓、葛根湯主之。

○風湿相博、・・汗大出者、但風気去、湿気在、是故不愈也。

○風湿相博、・・汗出短気、・・甘草附子湯主之。

〔百合狐惑陰陽毒病脈証并治第三〕

○陽毒之為病。・・唾膿血、

〔瘧病脈証并治第四〕

○師曰、陰氣孤絶、・・則熱而少気煩寃、

〔中風歴節病脈証并治第五〕

○寸口脈、・・浮者血虚。

○寸口脈遅而緩、・・栄緩則亡血。・・心気不足、邪気入中。則胸満而短気。

○寸口脈沈而弱、・・汗出入水中、如水傷心、

○少陰脈浮而弱、・・風血相博。・・短気、自汗出、

○諸肢節疼痛、・・頭眩短気、温温欲吐、桂枝芍薬知母湯主之。

○味酸傷筋、・・栄気不通、衛不独行。

○近効方朮附湯、・・補中、益精気。
○千金方越婢加朮湯、治肉極、熱則身体津脱、

〔血痺虚労病脈証并治第六〕
○問曰、血痺病、従何得之。
○血痺、陰陽倶微、・・黄耆桂枝五物湯主之。
○男子面色薄者、主渇及亡血。
○男子、・・短気裏急、
○夫失精家、・・為清穀亡血。・・桂枝龍骨牡蛎湯主之。
○脈沈小遅名脱気。
○脈弦而大、・・男子則亡血失精。
○虚労諸不足、風気百疾、薯蕷丸主之。
○五労虚極。・・経絡栄衛気傷、内有乾血、・・大黄䗪虫丸主之。

〔肺痿肺癰欬嗽上気病脈証治第七〕
○問曰、熱在上焦者、・・重亡津液。故得之。
○曰、寸口脈数、・・欬唾膿血、
○問曰、病欬逆、・・当有膿血、・・呼気不入、・・熱傷血脈、・・血為之凝滞。

○上気而浮腫、肩息、其脈浮大、不治。
○上気喘而躁者、属肺脹、欲作風水、発汗則愈。
○欬而上気、喉中鷄聲、射干麻黄湯主之。
○欬逆上気、時々唾濁、但坐不得眠、皀莢丸主之。
○大逆上気、咽喉不利、止逆下気者、麦門冬湯主之。
○欬而、此為肺脹、・・越婢加半夏湯主之。
○肺脹欬而上気、煩躁而喘、脈浮者、心下有水、小青龍湯加石膏湯主之。
○肺癰、胸腸満、・・欬逆上気、

〔奔豚気病脈証治第八〕

○師曰、病有奔豚。・・皆従驚発得之。
○師曰、奔豚病従少腹起、上衝咽喉、発作欲死復還止、皆従驚恐得之。
○奔豚気、上衝胸、腹痛、往来寒熱、奔豚湯主之。
○発汗後、焼針令其汗、・・必発奔豚、気従少腹上至心、・・与桂枝加桂湯主之。
○発汗後、臍下悸者、欲作賁豚、茯苓桂枝甘草大棗湯主之。

〔胸痺心痛短気脈証并治第九〕

○平人無寒熱、短気不足以息者実也。

○胸痺病、・・短気、・・括呂薤白白酒湯主之。
○胸痺心中痞、留気結在胸、脇下逆搶心。枳実薤白桂枝湯主之。
○胸痺、胸中気塞、短気、茯苓杏仁甘草湯主之。

〔腹満寒疝宿食病脈証治第十〕

○夫痩人繞臍痛、・・其気必衝、
○腹中寒気、雷鳴切痛、・・附子粳米湯主之。
○腹痛、脈弦緊、弦則衛気不行、

〔五臓風寒積聚病脈証并治第十一〕

○邪哭使魂不安者、血気少也、血気少者属於心、心気虚者、其人則畏、・・陰氣衰者為癲、陽気衰者為狂。
○脾中風者。・・短気。
○趺陽脈浮而濇、浮則胃気強、・・麻子仁丸主之。
○師曰、熱在上焦者、・・熱在下焦者則尿血亦令淋秘不通。
○問曰、病有積、有聚、有穀気。何謂也。

〔痰飲咳嗽病脈証并治第十二〕

○問曰、夫飲有四、何謂也。師曰、有痰飲、有懸飲、有溢飲、有支飲。

○水在心、心下堅築、短気、悪水不欲飲。
○水在肺、吐涎沫、欲飲水。
○水在脾、少気身重。
○水在肝、
○水在腎、
○夫心下留飲、
○留飲者、
○胸中有留飲、其人短気而渇。
○四肢歴節痛、脈沈者、有留飲。
○膈上病痰満、・・其人振振身瞤動劇、必有伏飲。
○凡食少飲多、水停心下、甚者則悸。微者短気。
○肺飲不弦但喘短気。
○支飲亦喘而不能臥、加短気、其脈平也。
○病痰飲者、当以温薬和之。
○心下有痰飲、胸脇支満、目弦、苓桂朮甘湯主之。
○夫短気有微飲、当小便去之、苓桂朮甘湯主之。
○病者脈伏、・・此為留飲欲去故也、甘遂半夏湯主之。
○脈弦数、有寒飲、冬夏難治。

○脈沈而弦者、懸飲内痛。
○病懸飲者、十棗湯主之。
○病溢飲者当其汗、大青龍湯主之。
○膈間支飲。・・木防已湯主之。
○心下有支飲、其人苦冒眩、沢瀉湯主之。
○支飲胸満者、厚朴大黄湯主之。
○支飲不得息、葶藶大棗瀉肺湯主之。
○嘔家本渇、・・心下有支飲故也、小半夏湯主之。
○腹満、口舌乾燥、此腸間有水気、已椒藶黄丸主之。
○卒嘔吐、心下痞、膈間有水、眩悸者、半夏加茯苓湯主之。
○仮令、痩人臍下有悸、吐涎沫而癲眩、此水也、五苓散主之。
○外台茯苓飲、治心胸中有停痰宿水、・・虚気満不能食、消痰気、令能食。
○欬家、其脈弦、為有水、十棗湯主之。
○久欬数歳、・・其人本有支飲在胸中故也。
○青龍湯下己、・・気従少腹上衝胸咽、・・与茯苓桂枝五味甘草湯、其治気衝。
○衝気即低、而反更欬、胸満者、用桂苓五味甘草湯去桂加乾姜細辛、以治其欬満。
○欬満即止、・・衝気復発者、・・為支飲也、・・以去其水。
○水去嘔止、・・以其人血虚、麻黄発其陽故也。

○先渇後嘔、為水停心下、此属飲家、小半夏茯苓湯主之。

〔消渇小便利淋病脈証并治第十三〕

○厥陰之為病、消渇、気上衝心、

○寸口脈浮而遅、・・虚則衛気不足、労則栄気竭、・・気盛則溲数、

○渇欲飲水、水入則吐者、名曰水逆、五苓散主之。

○小便不利者、有水気、其人苦渇、瓜呂瞿麦丸主之。

○脈浮、発熱、若渇欲飲水、小便不利者。猪苓湯主之。

〔水気病脈証并治第十四〕

○師曰、病有風水、有皮水、有正水、有石水、

○脈浮而洪、浮則為風、洪則為気、風気相搏、・・気強則為水、

○寸口脈沈滑者、中有水気、面目腫大有熱、名曰風水。

○太陽病、脈浮而緊、・・此為風水、・・此為皮水、

○裏水者、・・故令病水、・・此亡津液、故令渇也、越婢加朮湯主之。

○趺陽脈当伏、・・此欲作水。

○少陰脈緊而沈、緊則為痛、沈則為水、小便則難。

○脈得諸沈、当責有水、身体腫重、水病脈出者死。

○病水腹大、小便不利、其脈沈絶者、有水、可下之。

○心水者、・・肝水者、・・肺水者、・・脾水者、・・腎水者、

○師曰、諸有水者、

○師曰、・・沈則為水、・・寒水相搏、・・水穀不化、・・婦人経水不通、・・経為血、血不利、血不利則為水、名曰血分。

○問曰、病者苦水、・・気上衝咽、・・気撃不去、・・咽燥欲飲水、・・又葶藶丸下水、・・当先攻撃衝気令止、

○風水、脈浮、身重、汗出悪風者、防已黄耆湯主之。

○風水悪風、一身悉腫、・・越婢湯主之。

○皮水為病、・・四肢聶聶者、防已茯苓湯主之。

○裏水、越婢加朮湯主之。

○水之為病、・・虚脹者為気水、・・麻黄附子湯主之。

○厥而皮水者、蒲灰散主之。

○師曰、黄汗之為病、・・状如風水、

○師曰、・・濇為血不足、・・微則為気、・・寒気不足、・・陽気不通・・陰氣不通其気乃行、大気一転、其気乃散、実則失気、虚則遺溺、名曰気分。

○気分心下堅、大如盤、辺如旋杯、水飲所作、桂枝去芍薬加麻黄附子細辛湯主之。

○心下堅、大如盤、辺如旋杯、水飲所作、枳朮湯主之。

○外台防已黄耆湯、治風水、

〔黄疸病脈証并治第十五〕

○黄家日晡所発熱、・・其腹脹如水状、・・消石礬石散主之。

〔驚悸・吐衄下血・胸満・瘀血病脈証第十六〕

○病人而無血色、無寒熱、脈沈弦者衄、浮弱手按之絶者下血、煩欬者必吐血。
○夫吐血欬逆上気、
○夫酒客欬者、必致吐血、
○寸口脈弦而大、・・男子則亡血。
○亡血不可発其表、
○病人胸満。・・為有瘀血。
○病者如熱状、・・是瘀血也、当下之。
○吐血不止者柏葉湯主之。
○下血、先便後血、此遠血也、黄土湯主之。
○下血、先血後便、此近血也、赤小豆当帰散主之。
○心気不足、吐血、衄血、瀉心湯主。

〔嘔吐・噦・下利病脈証治第十七〕

○先嘔却渇者、・・為水停心下、此属飲家、・・心下有支飲故也、此属支飲。

○問曰、病人脈数、・・膈気虚、

○寸口脈微而数、微則無気、無気則栄虚、栄虚則血不足、血不足則胸中冷。

○嘔吐而病在膈上、後思水者解、急与之、思水者、猪苓散主之。

○胃反吐而渇、欲飲水者、茯苓沢瀉湯主之。

○吐後渇欲水而貪飲者、文蛤湯主之。

○夫六府気絶於外者、手足寒、上気脚縮、五臓気絶於内者、

○下利脈数而渇者、・・必清膿血、

○下利気者、当利其小便。

○下利寸脈反浮数、・・必清膿血。

○下利、便膿血者、桃花湯主之。

○気利、訶梨勒散主之。

〔瘡癰、腸癰、浸淫病脈証并治第十八〕

○腸癰者、・・当有血、

〔趺蹶・手指臂腫、転筋・陰狐疝・蚘虫病脈証治第十九〕

○陰狐疝気者、偏有大小、時時上下、蜘蛛散主之。

〔婦人妊娠病脈証并治第二十〕

○婦人宿有癥病、下血者、・・所以血不止者。・・桂枝茯苓丸主之。

○師曰、婦人有漏下者。・・因続下血都不絶者、有妊娠下血者、・・膠艾湯主之。

○妊娠有水気、・・葵子茯苓飲主之。

○婦人傷胎懐身、・・従腰以下重如有水気状、・・此心気実、

〔婦人産後病脈証治第二十一〕

○問曰、新産婦人有三病、・・師曰、新産血虚、・・亡血復汗、・・血虚而厥、・・以血虚下厥、・・亡陰血虚、

○婦人乳、中虚煩乱嘔逆、安中益気、竹皮大丸主之。

○千金内補当帰建中湯。・・吸吸少気、

〔婦人雑病脈証并治第二十二〕

○婦人中風七八日、・・此為熱入血室、其血必結、・・小柴胡湯主之。

○婦人傷寒発熱、経水適来、・・此為熱入血室、

○陽明病、下血譫語者、

○婦人之病、因虚積冷結気、・・下根気街、気衝急痛、

○問曰、婦人年五十所。・・瘀血在少腹不去、・・当以温経湯主之。

○婦人、・・此為水与血倶結在血室也。大黄甘遂湯主之。

○婦人経水閉不利、・・中有乾血。下白物、礬石丸主之。

○婦人六十二種風及腹中血気刺痛、紅藍花酒主之。

○胃気下泄、

〔雑療方第二十三〕

○尸蹷、脈動而無気、気閉不通、

〔禽獣魚蟲禁忌并治第二十四〕

○雞不可共葫蒜食之、滞気。

○蜀椒、・・気閉欲絶或吐下白沫、

○五月勿濇韮、令人乏気力。

○六月、七月勿食茱萸、傷神気。

○葱韮初生芽者、食之人心気。

○蕪菁根多食、令人気脹。

○蓼和生魚食之、令人奪気。
○菜中・・或吐血。
○醋合酪食之、令人血瘕。

三、まとめ

この検索作業によって、張仲景の頭の中に、すでに気血水が生体の構成要素であり、疾病状態において、その三要素に乗じて変調が現れるという理解が存在していたと考えられる。先に掲げた図2はその歴史的構造を示したものである。後にその詳細を記すが、吉益南涯は「気血水の三要素は私の創案ではなく、すでに『傷寒論』や『金匱要略』に書かれていることだ」と『医範』に記しているが、まことに正しい記述である。

しかし、ここで指摘しておきたい重要な事柄は、南涯が気血水の三要素を提唱したが故に、新たな視点が提供されたのであるから、南涯の業績は高く評価されなければならないとわたしは考えている。ランダムに記述された症候をカテゴライズするということは一つの偉大な発見である。

☆

ところで、気というコトバを見ると、その意味するところは多彩で、最も具体的に英語で gas を意味する轉気、轉失気、呼吸に関わる短気、少気がある。気の循行に異常を来した用語として気逆、気上衝、奔豚気、衝気、疝気などがあり、さらに気の停滞を示す用語に気怫鬱、気閉不通。留気、滞気、気痞などがある。

更に注目すべきは安中益気、益精気、気血不足、血気少也、心気虚などの気の衰え、或いは量的減少を示す用例が見られることであり、これはわたくしが気虚・血虚を気血水論に加えた根拠である（第七章）。

血というコトバついても、下血、吐血、膿血、血自下のように、私達が現在共通の理解としている赤色の体液（blood）を示している場合と共に、そこに生命エネルギー（気）を併せ持つものとしている用例が多く見られる。血痺、瘀血、熱入血室、血証諦也、血瘕、乾血などがこれである。これらは瘀血に関連した用語であるが、ここで注目すべきは血虚、血不足　亡血家など、血の欠乏した病態のあることを明示していることである。この血虚が現代医学で言う貧血とは明らかに異なっていることは条文に示されているが、それはつまり液化エネルギーである血の働きが十分でないことを意味している。これもわたくしの気血水論を改良した、「血虚」の根拠を与えてくれる用例である。

水と津液は同義とみなしてよいが、厳密に言うと、津液は西洋医学で言う細胞内液、組織間液、循環血漿など生命体を維持する体液としての限定的意味があり、水はその範囲が広がって、飲料としての水そのもの、胃液、汗、尿なども含むものと考えられる。『傷寒論』に数カ所みられた「亡津液」は『金匱要略』においては越婢加朮湯の条文一箇所に留まっており、他は水の滞り、偏在を示す病症、つまり水の貯留を示す用例が多い点を指摘できる。

さらに、水在肺、水在脾、水在肝、水在腎のような五臓論的な記述が各所に多く見られるのは、先に『傷寒論』に見られた「脾胃気尚弱」と共に、後世の撰次・校正者の医学通念が『金匱要略』ではより多く持ち込まれたとわたくしは考えたい。

以上の検討によって、第一章の末尾に掲げた疑問点：

①気血水の概念と『傷寒論』『金匱要略』との関係はどの様なものなのか。

について、明らかにすることができたと考える。すなわち、張仲景は気血水の三要素が生体を健全に保つ者と認識していたのである。

時に誤解がみられるので、一点、万病一毒について確認しておきたい。
東洞は『医断』病因の項でこう述べている。

○病因は結局のところ体内の「毒」という一つに集約される。「病因は無い」と言うことも可能である。このような事情から、我々の仲間は、病因を問わないのである。病因に目が眩んで、治療に失敗することを恐れるのである。後世になってからの病因論は、数を増すばかりで、その煩雑なことは、目を被いたくなる情況である。これでは人を惑わすばかりである。このような病因論に従ってはならない。

つまり、病因は問わず、今、患者が現している病症を体表、腹部などの診察によって、その毒の容（証）を捕らえ、この毒を最も適した毒薬（方剤）で攻撃すれば、疾病は治癒すると主張した。このように、「一毒」の意味は、眼前の患者が現時点で呈している毒の容（証）を意味するのであって、その容は個々の症例によって異なる。つまり、東洞の云う「一毒」は普遍的な単一の毒を意味するものではないのである。従ってランダムに個々人に現れる毒の容を気血水のカテゴリーで大まかに分類し、次いで個々の適切な方剤を選択する（証の決定）という手法は万病一毒説になんら矛盾するものではない。その証拠に東洞自身が『薬徴』の乾姜の項に「主治水毒也」と記しているのである。

吉益南涯（一七五〇―一八一三）の事跡については松田邦夫の優れた解説と解題がある。これは『近世漢方医学書集成（三七）吉益南涯』（一九八〇年刊）の巻頭に掲げられている。この解説を読んでわたしが刮目したのは、南涯が『気血水薬徵』を著した背景には、当時、急速に勃興した蘭学・蘭方に対抗したものであったとの指摘である。

小曽戸洋の『日本漢方典籍辞典』（大修館書店）によれば『気血水薬徵』は筆写本として伝わり公刊されなかったということであるが、わたくしはその成立は一七九〇年頃と推測している。因みに杉田玄白（一七三三—一八一七）らが『解体新書』を公刊したのは一七七四年である。

東洞はいわばカリスマであり、その力で一家を為したが、弱冠二十四歳で父を継ぐことになった南涯にとって、蘭方に対抗するためのあらたな理論武装が求められたのである。

東洞は『医事或問』にこう述べている。

○私は数十年にわたって、老人、小児の様々な病気を治療し、経験を重ねれば重ねるほど、薬毒に堪えられずに死亡することが無いということを、手に覚え、心に自得した。私の門人となって実学を学ばない人には、いくら論じても理解できない事である。

「門人となって実学を学べ」、父の代では通用したであろうが、これでは到底、理路整然と押し寄せてくる蘭方医との理論闘争には勝てない。そこで登場したのが『気血水薬徵』であった。

この著作を著すに至った南涯の思想が端的に示されているのが『医範』である。この全文と意訳を〔附録一〕に掲げた。父・東洞は虚実を否定したが、日々、受診してくる患者は攻めるだけでは改善しない。大青竜湯と小青竜湯の適応となる毒の容（証）の違いは何を尺度に区別したら良いか。そこに虚実という概念を持ち込む必要が生じる。『傷寒論』『金匱要略』にもこの尺度が示されているではないか、と南涯は気づいたのである。

『傷寒論』には〔七〇〕「発汗後。悪寒者。虚故也。不悪寒。但熱者。実也。当和胃気。与調胃承気湯」と記されており、また『金匱要略』には。〔水気病脈証并治第十四〕に、「師曰、寸口脈遅而濇、遅則為巻、濇為血不足、趺陽脈微而遅、微則為気、遅則為寒、寒気不足、則手足逆冷、手足逆冷則榮衛不利、榮衛不利、則腹満脇鳴相逐、気転膀胱、榮衛倶労、陽気不通、陽前通則悪寒、陰前則痺不仁、陰陽相得、其気乃行。大気一転、其気乃散、実則失気、虚則遺溺、名曰気分」とある。

そこで、南涯は父・東洞の次のような主張を打ち破ったのである。

東洞は『医断』の攻補の項にこう記している。

○医術に於いては毒に対する攻撃のみである。精気を補うというようなことは決してない。薬も攻めることだけを任務とするものであり、疾病を攻撃するものである。『黄帝内経』に云う「病を攻むるに毒薬を以てす」と。此が上古の治療法則である。従って「攻むるのみ」と言うのである。精気は人間が生きるためのもので、これは養うことで保持しなければならない。これを養うものとしては穀類・肉類・果物・野菜だけである。

南涯は『医範』に急逆と虚実を「四態」と表現し、虚実を分かつことの重要性を明記している。

「何曰四態。急逆。虚実。是也。急者順行而進之謂也。逆者刧行而退之謂也。虚者虧而不足之謂也。実者盈而有余之謂也。」

☆

こうして『気血水薬徴』が執筆されたが、その意図するところは、ひとえに方剤がどのようなメカニズムで効果を発揮するかを薬能（薬徴）によって論理的に説明することにあったとわたくしは考える。

その理由はひとつには蘭方の論理性に対抗したロジックを必要とする時代を迎えていたことであり、もうひとつは東洞の以毒攻毒だけでは臨床の実際にそぐわなかったことが考えられる。

東洞の『薬徴』が五十三種の生薬を採り上げているのに対して『気血水薬徴』では六十九種を採用し、常用する方剤の構成生薬を網羅するものとしていることからも南涯の意図を窺い知ることができる。

☆

そこで、『気血水薬徴』を具体的に検討したい。ここで用いた影印本は『近世漢方医学書集成（三七）吉益南涯』（一九八〇年刊）であり、先にも記したように筆写されたもので、欠字、略字、誤字が処々に見られる。

まず目次を掲げる。

『気血水薬徴』目次

気部・内位

黄芩・黄連・石膏・芒硝・猪胆・白頭翁・阿膠・礬石・橘皮・梔子・蜀漆・黄柏・酸棗仁

気部・裏位

附子・大黄・乾姜・呉茱萸・附子・地黄・麦門冬・知母・川芎・皂莢・細辛・生姜・厚朴・朮・猪苓（★附子が重複しているが、原本のまま記した）

気部・表位

甘草・大棗・杏仁・桂枝

血部・内位

牡丹皮・桃仁・牡蛎・龍骨・䗪虫・水蛭

血部・外位

括蔞根・葛根・赤石脂・代赭石・当帰・芍薬・桔梗・括呂実・薏苡仁・滑石・沢瀉・人参・黄耆

水部

甘遂・茯苓・瓜蒂・巴豆・薤白・葶藶・貝母・半夏・枳実・防已・麻黄・柴胡・茵蔯蒿・瓜子・芫花・大戟・五味子

☆

次いで具体的な記述を見てみよう。全文を掲載するのは煩瑣な上に、焦点が定まらない恐れがあるので、目次の各部の冒頭ないしは重要な生薬について意訳し、検討を進めることにする。

〔**気部・内位**〕黄芩・黄連

気は単独で欝滞するものである。黄連の適応となる病症は上半身の気が暢やかに廻らない。従って煩があり、劇しいと嘔吐し、心下痞を伴うのである。黄芩は気が下半身で廻らない病態が適応となる。従って心下痞を現し、はげしい場合には下利する病症に用いる。心中あるいは心下というのは共に内位である。心中は上であり、黄連が之を主治する。心下は下であり、黄芩が之を主治する。上下の所在を知っておくべきである。瀉心湯の類、乾姜黄連黄芩人参湯などでは黄連と黄芩が混用されているので、上下の分別は困難である。黄連阿膠湯、黄連湯の方中には黄芩がないことから考えると、煩して吐く病症を黄連が主治することがわかる。黄芩湯、六物黄芩湯、柴胡湯の類は方中に黄連がなく心下痞があり下利が見られる。これが黄芩の主治するところである。

〔**気部・表位**〕附子（血気虚也）

附子湯証に云う、背微悪寒。また云う、手足寒。附子瀉心湯症に云う、悪寒。桂枝去芍薬加附子湯症に云う、微寒。附子粳米湯症には腹中寒。また云う、切痛。以上のものは気逆の症状はない。これらは血気が虚した症候である。附子湯症に云う、身体痛。真武湯症に云う、腹痛。また云う、疼痛。また云う発熱・心下悸・頭眩。附子粳米湯症に云う、逆満。大黄附子湯症に云う、脇下偏痛・発熱。桂枝附子湯症に云う、疼痛不能自転側。桂枝附子湯症に云う、四肢微急難以屈伸。麻黄附子細辛湯症に云う、発熱。四逆湯症に云う、発熱・頭痛。以上の諸症には気急の状態があり、痛む者、熱の者、微急の者などは、皆、気脱して血を駆逐する力がないために、当然の結果として気が鬱滞し、急状を呈するのである。

〔気部・裏位〕 地黄（血気虚気急也）

八味丸症に云う、少腹不仁。芎帰膠艾湯症に云う、漏下下血と。これは血虚の症候である。八味丸症に云う、煩躁し、臥す能わず。また云う小腹拘急し小便不利。芎帰膠艾湯症に云う、腹中痛。三物黄芩湯症に云う、四肢苦煩。これらは気急の症候である。

〔気部・裏位〕 皂莢（気逆而涎沫滞也）・細辛（血気逆而飲水滞也）

皂莢丸症に云う、咳逆上気。また云う、唾濁。桂枝去芍薬加皂莢湯症に云う、涎沫を吐す。これらは気逆して涎沫が停滞している症候である。

麻黄附子細辛湯症に云う、発熱、其脈弦緊。小青龍湯症に云う、発熱。苓甘五味姜辛湯症に云う、胸満。苓甘姜味辛夏湯症に云う、冲気復発す。当帰四逆湯症に云う、厥。大黄附子湯症に云う、脇下偏痛。小青龍湯症に云う、咳。これらは水滞の症候である。

〔気部・裏位〕朮（気不循而水滞有逆之状也）・猪苓（気不循而水滞有急之状也）

天雄散症に云う、失精。附子湯症に云う、悪寒。越婢加朮湯症に云う、一身面目黄腫しその脈沈、小便不利。麻黄加朮湯症に云う、身煩疼。五苓散症に云う、小便不利。また云う、煩渇。また云う、六七日解せずして煩。また云う、口煩渇。また云う、癲眩。沢瀉湯症に云う、冒眩。真武湯証に云う、小便不利。苓桂朮甘湯症に云う、心下逆満、気上冲し胸腹支満、目弦。また云う、短気。人参湯症に云う、喜唾久しく了了たらず。桂枝去桂加茯苓白朮湯症に云う、心下満微痛し、小便不利。防已黄耆湯症に云う、身重。また云う、腰より以下腫。枳朮湯症に云う、心下堅、大いなること盤の如し。茯苓飲症に云う、停飲・宿水有り、自から水を吐出す。苓姜朮甘湯症に云う、身体重。また云う、小便自利。桂枝附子去桂加朮湯症に云う、小便自利。これらは皆、気が不循の症候であり、その異常が血分にあるので、水が無い状態であっても、悪寒や煩疾を治すのである。気が不循であるということは水が当然滞ることになる。しかし、この滞りが軽度の者では水滞の症状は現さない。心下満、小便不利の者には適した方剤で自利するようにする。堅満、目弦などの者は劇症である。

猪苓湯症に云う、脈浮・発熱・渇して水を飲まんと欲し、小便不利。また云う、咳して、嘔渇。猪苓散症に云う、嘔吐して後、水を思う者。五苓散症に云う、脈浮・小便不利し微熱。また云う、発熱五六日解せず煩す。また云う、頭痛・発熱・身疼痛。また云う、煩躁。また云う、小便不利。また云う、臍下に悸有り涎沫を吐し、癲眩す。以上の様々な症状は気が循行せず、水滞が急な病状である。咳する者、嘔吐・小便不利の者、悸する者は水満の症候である。脈浮・発熱・嘔渇の者、水を思う者、頭痛・発熱・身疼痛の者、涎沫を吐き癲眩する者、小便不利の者は気急の症候である。渇して水を飲まんと欲する者は沢瀉湯の症であり、水を思うが渇しない者は猪苓が主治するのである。

〔**気部・表位**〕桂枝（治沖気、故有急状也）

桂枝加桂湯症に云う、気少腹より上り冲心。桂枝甘草湯症に云う、心下悸し、按を得んと欲す。桂枝甘草附子湯症に云う、骨節疼煩。桂枝附子湯症に云う、身体疼煩。桂枝人参湯症に云う、脇熱して利す。苓桂五味甘草湯症に云う、少腹より胸咽に上冲す。桂枝湯症に云う、其の気上冲。また云う頭痛・発熱。また云う、身疼痛。麻黄湯症に云う、頭痛・発熱・身疼。大青龍湯症に云う、発熱・悪寒・身疼痛。苓桂朮甘湯症に云う、気、胸に上冲す。苓桂甘棗湯症に云う、臍下悸と、これらは皆、冲気（気の衝逆）の症候である。（下略）

〔**血部・内位**〕牡丹皮（血凝滞也）・桃仁（血停而不循也）

桂枝茯苓丸症に云う、婦人病で癥瘕のある者と。これは凝結である。大黄牡丹皮湯症に云う、腸癰、少腹腫痞之を按ずれば則ち痛む。八味丸症に云う、少腹不仁、また云う腰痛、また云う、小腹拘急、と。これは血凝結の症候である。桃核承気湯症に云う、狂の如く血おのずから下る、また云う、小腹急結。抵当湯症に云う、発狂。また云う、少腹硬満、また云う、経水不利。下瘀血湯症に云う、腹痛、また云う、経水不利。桂枝茯苓丸症に云う、漏下を得て止まず。大黄牡丹皮湯症に云う、腸癰、小腹腫痞しこれを按ずれば則ち痛む。これは血滞、不循環の症候である。桃仁・牡丹皮の効用を参考するに、桃仁一味が加わると、狂のごとしと云い、腹痛と云い、経水不利と云うが、これは皆、血動不循の症候であって、急の病症なのである。牡丹皮があると、腸癰と云い、八味丸のように牡丹皮一味の場合には少腹不仁と云うが、狂・発狂・腹痛・経水不利などの症候は、血の凝結する病態なのである。

〔血部・外位〕人参（血凝結気不得暢逆状也）・黄耆（血滞気急也）

木防已湯症に云う、心下痞堅。桂枝人参湯症に云う、利下止まず、心下痞鞕。半夏瀉心湯症に云う、嘔して腹鳴、心下痞。生姜瀉心湯症に云う、心下痞鞕、乾噫食臭、脇下有水気、腹中雷鳴、下利。甘草瀉心湯症に云う、腹中雷鳴、心下痞鞕して満し、乾嘔、心煩。また云う、飲食を欲せず、食臭を聞くを悪む。小柴胡湯症に云う、黙々として飲食を欲せず、心煩、喜嘔。また云う、涎沫を吐す。人参湯症に云う、脇下痞鞕。呉茱萸湯症に云う、穀を食し、嘔せんと欲す。また云う、乾嘔。また云う、涎沫を吐す。大半夏湯症に云う、嘔、心下痞鞕。茯苓飲症に云う、満して食する能わず。乾姜黄連人参湯に云う食口に入れば則ち吐す。人参湯に云う、喜唾、久しく了了たらず。また云う、多寒。六物黄芩湯に云う、乾嘔下利。生姜甘草湯に云う、咳唾涎沫止まず。柴胡桂枝湯に云う、心下支結。乾姜人参半夏丸症に云う、嘔吐止まず。黄連湯に云う、心下痞鞕、噫気除かず。大建中湯に云う、大寒痛、嘔して飲食する能わず。桂枝加芍薬生姜人参湯に云う、身疼痛。附子湯に云う、悪寒。また云う、身体痛。四逆加人参湯に云う、悪寒。白虎加人参湯に云う、悪寒。この様に、心下堅と云い、硬と云い、支結と云い、腹中痛と云い、疼痛と云うが、これらは、皆、血凝滞の症候である。また、痞と云い、噫と云い、煩と云い、寒というのは、これは気が伸びることができない症候である。さらに、喜唾と云い、下利と云い、雷鳴と云い、飲食する能わずと云い、咳唾涎沫止まずと云うのは、これは血気が伸びることができないために、飲食が停滞し、その結果、水が滞るのである。嘔と云い、吐と云い、沫と云い、食口に入れば則ち吐すというのは気が伸びられずに逆して上に攻めるのである。

黄耆苦酒湯に云う、身体重し。防已黄耆湯に云う、身重し。防已茯苓湯に云う、四肢聶々動。黄耆桂枝五物湯に云う、身体不仁。桂枝加黄耆湯に云う、腰髖弛痛。また云う、身疼痛。これらは血滞の症候である。苦酒湯に云う、発熱、汗出て渇す。防已黄耆湯に云う、頭に汗出て悪風。桂枝加黄耆湯に云う、盗汗出。また云う、腰より以上必汗出。また云う、黄汗。これらは気急の症候である。不仁と云い、疼重と云い、皮膚に水気が無い場合には黄耆があって防已は配剤されていない。身体腫と云い、四肢が腫れるのは水気が皮膚の中にある。このような場合には必ず防已と黄耆が加わって、血を治すのであって、水は治すことはしないということを知っておかなくてはならない。

〔**水部**〕茯苓（血分動揺之水也）

苓姜朮甘湯に云う、身体重。苓桂朮甘湯に云う、心下逆満、また云う、頭眩、また云う、胸脇支満し目眩す、と。また云う、振々揺を為す。また云う、短気。苓桂甘棗湯に云う、臍下悸。防已茯苓湯に云う、四肢聶聶動。茯苓四逆湯に云う、煩躁。茯苓杏仁甘草湯に云う、心下悸。真武湯に云う、心下悸、頭眩、身瞤動。また云う、小便不利、四肢沈重。葵子茯苓丸に云う、身重、小便不利。また云う、頭眩。桂枝去桂加茯苓白朮湯に云う、心下満微痛、小便不利。茯苓飲に云う、心胸中に停痰・宿水あり、自ら水を吐出。瓜呂瞿麦丸に云う、小便不利。茯苓沢瀉湯に云う、吐して渇す。五苓散に云う、臍下に悸あり、涎沫を吐し、癲眩す。また云う、水入れば則ち吐す。また云う、小便不利。猪苓湯に云う、小便不利。桂枝茯苓丸に云う、胎動。以上のように聶聶動、瞤動、振振揺、煩躁、眩、悸は皆水が動揺している症候である。動揺する水が甚だしければ、則ち身重や心下満を来すのである。

〔**水部**〕半夏（治痰飲在逆状也）・枳実（水結実而気急也）

大半夏湯症に云う、嘔吐。小半夏湯症に云う、嘔吐。また云う、心下有支飲。半夏厚朴湯に云う、咽中如有炙臠。半夏瀉心湯に云う、嘔して腹鳴。甘草瀉心湯に云う、雷鳴。また云う、乾嘔。小柴胡湯に云う、嘔。また云う、咳。また云う、脇下硬満。大柴胡湯に云う、嘔止まず。小青龍湯に云う、心下有水気、乾嘔、発熱して咳。また云う、喘。黄芩加半夏生姜湯に云う、嘔。越婢加半夏湯に云う、咳して嘔。茯苓甘草生姜五味細辛半夏湯に云う、嘔。黄連湯に云う、嘔吐せんと欲す。附子粳米湯に云う、腹中雷鳴。また云う、逆満嘔吐。甘遂半夏湯に云う、心下結れ堅満。半夏乾姜散に云う、乾嘔吐逆。半夏散症胸中痛。この様に、心下有水気と云い、脇下有水気と云い、心下有支飲と云い、心下堅満と云い、脇下硬満と云い、腹中雷鳴というのは溜飲の症候である。咽中如有炙臠と云い、咽中痛と云うのは痰飲の症候である。嘔して気逆、水の無い場合は生姜が主治する。水による気逆が見られたときは半夏が主治する。咳喘するのは痰飲の症候である。

枳実湯症に云う、心下堅、大なること盤の如し。枳実芍薬散に云う、腹痛、煩満。桂枝枳実生姜湯に云う、心懸痛。大承気湯に云う、腹満痛。また云う、腹脹。また云う、心下必痛。また云う、心下硬。また云う、胸満口噤。厚朴三物湯に云う、痛みて閉ず。厚朴七物湯に云う、腹満。梔子大黄豉湯に云う、熱痛。大柴胡湯に云う、心下満痛。また云う、心下痞鞕。枳実薤白桂枝湯に云う、胸満。梔子厚朴湯に云う、腹満。小承気湯に云う、腹大満。この様に、心下堅と云い、硬と云い、満痛と云い、懸痛と云い、熱痛と云うのは結実の症候である。また、煩満と云い、脹満と云い、腹満と云い、胸満と云うのは、気急の症候である。

〔**水部**〕防已（治血気不循而水滞在）・麻黄（治表之瘀水也）

木防已湯症に云う、支飲喘満し、心下満。防已黄耆湯に云う、身気汗出。また云う、下重。防已茯苓湯に云う、四肢腫れ水気皮膚中にあり。已椒藶黄丸に云う、腹満、口舌乾燥、腸間に水気あり。支飲と云い、身重と云い、下重と云うが、これは気が循環しない水滞の症候なのである。防已の主治する水は瘀を為さず、痛みを起こさない。つまり急ではなく、血気が主となっていない。従って表に在る場合は黄耆を合わせ用い、裏に在れば人参を合わせるのである。

　麻黄湯症に云う、身疼痛、また云う汗無く喘す。また云う、身疼痛。麻黄醇酒湯証に云う、黄疸。大青龍湯に云う、身疼痛。越婢湯に云う、一身尽く腫れて渇せず、続いて自汗出ず。越婢加朮湯に云う、一身面目黄腫。麻杏甘石湯に云う、汗出て喘す。葛根湯症に云う、無汗。烏頭湯症に云う、歴節疼痛。身疼と云い、無汗にして喘すと云い、黄疸と云い、一身腫れと云うのは皆これは瘀水の症候である。麻黄と杏仁を合わせると疼痛と喘を治し、桂枝と合わせれば汗が出るのを治すのである。

以上、『気血水薬徴』の主要部分をみると、『漢方概論』の記述の源泉が見られる。例えば、駆瘀血剤として、わたくし達が認識している一群の方剤がまとめて論じられている。また、水部の茯苓の記述は画期的であって、東洞が『薬徴』に「主治悸及肉瞤筋惕也。旁治小便不利、頭眩、煩躁」と記したものとは明らかに異なっており、利水の効能を強調している。

そして茯苓・猪苓・防已・麻黄・附子の記述は、『漢方概論』に掲げられた利水の方剤へと連なっているとわたくしは考える。

☆

南涯が気血水のカテゴリーを採用し、さらに虚実を導入した成果の一つが当帰芍薬散の臨床応用である〔附録五〕。そこで、この方剤を構成する生薬についての『気血水薬徴』の記述を掲げてみたい。

〔当帰〕血滞気逆也。
〔川芎〕血滞気逆也。
〔朮〕　気不循而水滞有逆之状也。
〔芍薬〕血滞気急也。
〔沢瀉〕血急滞而逐水也。
〔茯苓〕血分動揺之水也。

一方、これらの生薬について、東洞の『薬徴』には次のように記されている。

〔当帰・芎藭〕仲景之方中。用当帰芎藭者。其所主治。不可的知也。

〔朮〕主利水也。故能治小便自利不利。旁治身煩疼、痰飲、失精、眩冒、下利、喜唾。

〔芍薬〕主治結実而拘攣也。旁治腹痛、頭痛、身体不仁、疼痛、腹満、咳逆、下利、腫膿。

〔沢瀉〕主治小便不利冒眩也。旁治渇。

〔茯苓〕主治悸及肉瞤筋惕也。旁治小便不利、頭眩、煩躁。

☆

東洞はその著『類聚方』において、当帰芍薬散を巻末に「不試功方」として掲げている（『東洞全集』芸備医学会）。一方、『類聚方広義』には「未試功方」と記されている。「不試功」と「未試功」では意味が違うと、わたくしは考える。敢えて試さないという意志を「不試功」には見て取れる。東洞の『薬徴』からは当帰芍薬散の「攻毒」の方意、言い換えると証は見えてこないのである。

一方、『気血水薬徴』の観点にたてば、当帰芍薬散は瘀血に水滞を兼ねた病症であり、上熱下寒の傾向を持ち、幾分かの精神不安を呈しているという毒の容であると説明できるのである。虚の病態であることは明記されてはいないが、南涯の治験集『続建殊録』と『成蹟録』に記された当帰芍薬散の症例はまさにこの通りの病症である。

南涯が当帰芍薬散の臨床応用の道を開拓したことは随所に記されているが、実は、『類聚方広義』

に「拾遺方」として記されている当帰四逆湯と当帰四逆加呉茱萸生姜湯の臨床応用も南涯が開拓したものであることを指摘しておきたい。別の見方をすると、尾台榕堂は南涯の治験録を参考にして追試し、その有用性を認めた結果、「拾遺方」に採録したとも考えられる。

☆

この様な南涯のあらたな試みに対して批判が浴びせられた。それに対する反論と自らの確乎たる信念が述べられているのが『医範』である。

総括としてわたくしの考えを述べるならば、彼は本当の臨床家であったと思う。日々来院する様々な患者の治療が良い結果になることをひたすら願っていた。そのためには父・東洞の枠も乗り越えなければならなかった。儒教の教えが強固であった当時に於いては今日のわたしたちには想像できない苦衷を味わうことであったと思う。その業績を列記してみたい。

(一) 気血水という視点に立って『傷寒論』『金匱要略』を改めて見直し、東洞の言う「毒」がこの三要素に乗じて具体的な身体所見として出現することを明確にした。

(二) 父・東洞が否定した、虚実、特に「虚」を証の把握手段として採用し、方証相対論の幅を広げた。

(三) 東洞が「不試功」とした当帰芍薬散、そして、東洞が無視したとも考えられる当帰四逆湯、当帰四逆加呉茱萸生姜湯の臨床応用の道を拓いた。

以上、吉益南涯の『気血水薬徴』の検討によって、第一章の末尾に掲げた疑問の内、②気血水という概念を提唱したのは誰なのか。③吉益東洞の「万病一毒説」との関係は如何なるものか。について解答が得られたと考える。

☆

次なる疑問点：

④これを提唱した人物あるいは著作と『漢方概論』との関係は如何なるものか。

この疑問点は第四章で検討するが、ここまでの調査で明らかになった事は、『漢方概論』に掲げられた気血水に関する生薬あるいは方剤は、『気血水薬徴』で、その大部分が整理されているという事実である。これを具体的に列記してみたい。★印で始まる文言は、わたくしのコメントである。

〔**気部・表位**〕桂枝（治沖気、故有急状也）

桂枝加桂湯、桂枝甘草湯、桂枝甘草附子湯、桂枝附子湯、桂枝人参湯、苓桂五味甘草湯、桂枝湯、麻黄湯、大青竜湯、苓桂朮甘湯、苓桂甘棗湯。

★『漢方概論』に云う、静的上衝と動的上衝に該当する方剤が具体的に示されている。

〔**気部・裏位**〕皂莢（気逆而涎沫滞也）・細辛（血気逆而飲水滞也）
皂莢丸、桂枝去芍薬加皂莢湯、
これらは気逆して涎沫が停滞している症候である。
麻黄附子細辛湯、小青龍湯、苓甘五味姜辛湯、苓甘姜味辛夏湯、当帰四逆湯、大黄附子湯。これらは水滞の症候である。
★ここには疑問点⑤の解答に繋がる記述、すなわち麻黄附子細辛湯が利水の方剤として登場している。なお、東洞の『方極』にも麻黄附子細辛湯は利水の方剤であると記されている「治麻黄附子甘草湯証、而不急迫、有痰飲之変。」

〔**気部・裏位**〕朮（気不循而水滞有逆之状也）・猪苓（気不循而水滞有急之状也）
天雄散、附子湯、越婢加朮湯、麻黄加朮湯、五苓散、沢瀉湯、真武湯、苓桂朮甘湯、人参湯、桂枝去桂加茯苓白朮湯、防已黄耆湯、枳朮湯、茯苓飲、苓姜朮甘湯、桂枝附子去桂加朮湯、猪苓湯、猪苓散、沢瀉湯。
★『漢方概論』の利水の方剤が一群のものとして整理されている。人参湯もこの一群に入れられている点に注目したい。

〔**血部・内位**〕牡丹皮（血凝滞也）・桃仁（血停而不循也）
桂枝茯苓丸、大黄牡丹皮湯、八味丸、桃核承気湯、抵当湯、下瘀血湯、大黄牡丹皮湯。

★八味丸を駆瘀血剤に含めるか否かを措くと、駆瘀血の方剤が一群のものとして整理され、『漢方概論』の記述にほぼ一致している。

〔**血部・外位**〕人参（血凝結気不得暢逆状也）・黄耆（血滞気急也）

木防已湯、桂枝人参湯、半夏瀉心湯、生姜瀉心湯、甘草瀉心湯、小柴胡湯、呉茱萸湯、大半夏湯、茯苓飲、乾姜黄連人参湯、人参湯、六物黄芩湯、生姜甘草湯、柴胡桂枝湯、乾姜人参半夏丸、黄連湯、大建中湯、桂枝加芍薬生姜人参湯、附子湯、四逆加人参湯、白虎加人参湯、この様に、心下堅と云い、硬と云い、支結と云い、腹中痛と云い、疼痛と云うが、これらは、皆、血凝滞の症候である。また、痞と云い、噫と云い、煩と云い、寒というのは、これは気が伸びることができない症候である。さらに、喜唾と云い、下利と云い、雷鳴と云い、飲食する能わずと云い、咳唾涎沫止まずと云うのは、これは血気が伸びることができないために、飲食が停滞し、その結果、水が滞るのである。

★「血気が伸びることができないために、飲食が停滞し、その結果、水が滞るのである」として、人参湯に利水の効能があることを論じており、『漢方概論』の利水の方剤に人参湯が記されていることに通じている。これは第一章の末尾に記した疑問⑤「利水の方剤に呉茱萸湯や人参湯が記されているが、その根拠はどこにあるのか」の解答になる可能性が有ると、わたくしは考える。なお、東洞の『方極』にも木防已湯が利水の方剤であることは明記されている。

〔**水部**〕茯苓（血分動揺之水也）

苓姜朮甘湯、苓桂朮甘湯、苓桂甘棗湯、防已茯苓湯、茯苓四逆湯、茯苓杏仁甘草湯、真武湯、葵子茯苓丸、桂枝去桂加茯苓白朮湯、茯苓飲、瓜呂瞿麦丸、茯苓沢瀉湯、五苓散、猪苓湯、桂枝茯苓丸。

聶聶動、瞤動、振振揺、煩躁、眩、悸は皆水が動揺している症候である。動揺する水が甚だしければ、則ち身重や心下満を来すのである。

★先に見た、朮・猪苓の項目と同様に、『漢方概論』に記されている利水の方剤の一群とほぼ一致している。

〔**水部**〕半夏（治痰飲在逆状也）・枳実（水結実而気急也）

大半夏湯、小半夏湯、半夏厚朴湯、半夏瀉心湯、甘草瀉心湯、小柴胡湯、大柴胡湯、小青龍湯、黄芩加半夏生姜湯、越婢加半夏湯、茯苓甘草生姜五味細辛半夏湯、黄連湯、附子粳米湯、甘遂半夏湯、半夏乾姜散、半夏散、心下有水気と云い、脇下有水気と云い、心下有支飲と云い、心下堅満と云い、脇下硬満と云い、腹中雷鳴というのは溜飲の症候である。

咽中如有炙臠と云い、咽中痛と云うのは痰飲の症候である。嘔して気逆、水の無い場合は生姜が主治する。水による気逆が見られたときは半夏が主治する。咳喘するのは痰飲の症候である。

枳実湯、枳実芍薬散、桂枝枳実生姜湯、大承気湯、厚朴三物湯、厚朴七物湯、梔子大黄豉湯、大柴胡湯、枳実薤白桂枝湯、梔子厚朴湯、小承気湯、胸満と云うのは、気急の症候である。

★溜飲と痰飲を治す方剤がまとめられている。後半の枳実を配剤する方剤群は「気急を治す」と記されているが、この「気急」は気鬱の激しいものと理解して良いのではなかろうか。

〔**水部**〕防已（治血気不循而水滞在）・麻黄（治表之瘀水也）

木防已湯、防已黄耆湯、防已茯苓湯、已椒癧黄丸。これは気が循環しない水滞の症候なのである。防已の主治する水は瘀を為さず、痛みを起こさない。つまり急ではなく、血気が主となっていない。従って表に在る場合は黄耆を合わせ用い、裏に在れば人参を合わせるのである。

麻黄湯、黄醇酒湯、大青龍湯、越婢湯、越婢加朮湯、麻杏甘石湯、葛根湯、烏頭湯。一身腫れと云うのは、皆、瘀水の症候である。麻黄と杏仁を合わせると疼痛と喘を治し、桂枝と合わせれば汗が出るのを治すのである。

★瘀水という用語が登場している。

〔付記〕

吉益南涯についての論説には以下のものがある。

①松田邦夫の解説・解題、『近世漢方医学書集成（三七）吉益南涯』、名著出版・一九八〇年。

②和田正系、吉益南涯について、漢方の臨床、十四巻、一九六七、七〇—七九頁。

〔附録五〕に全文を掲げた。

③大塚恭男、吉益南涯の気血水説をめぐって、日本東洋医学雑誌、二五巻、一九七四、二一三—二一四頁。

④南涯の気血水説は現在の中国に於いてもその独創性が評価されている。

唐玲玲、潘桂娟：吉益南涯及其気血水説、Chinese Journal of Basic Medicine Traditional Chinese Medicine 15; 96-98 2009

☆

⑤華岡青洲（一七〇六―一八三五）は南涯の弟子であるが、その墓碑銘に「方無古今、内外一理」とある。この方無古今の文辞は『医範』によるものと考えられる。

②『医断』、『医事或問』の口語訳は拙著『吉益東洞の研究』（岩波書店、二〇一二年刊から引用した。

第四章　南涯の気血水論と朱丹渓の四傷学説

　南涯が『気血水薬徴』を公表すると、すぐに批判が寄せられた。それは単なる朱丹渓の医説の模倣ではないかというものであった。

　そこで、わたくしは唐宋金元名医全書大成に収められた『朱丹渓』によって『格致余論』、『局方発揮』、『丹渓心法』等を歴観した。同書には「朱丹渓学術思想研究」が収められており、「四傷学説」が解説されている。

　これによると、気血痰鬱の四物が疾病の原因となるというのである。この朱丹渓の学説は田代三喜（一四六五―一五三七）により日本にもたらされ、曲直瀬道三（一五〇七―九四）に伝えられた。

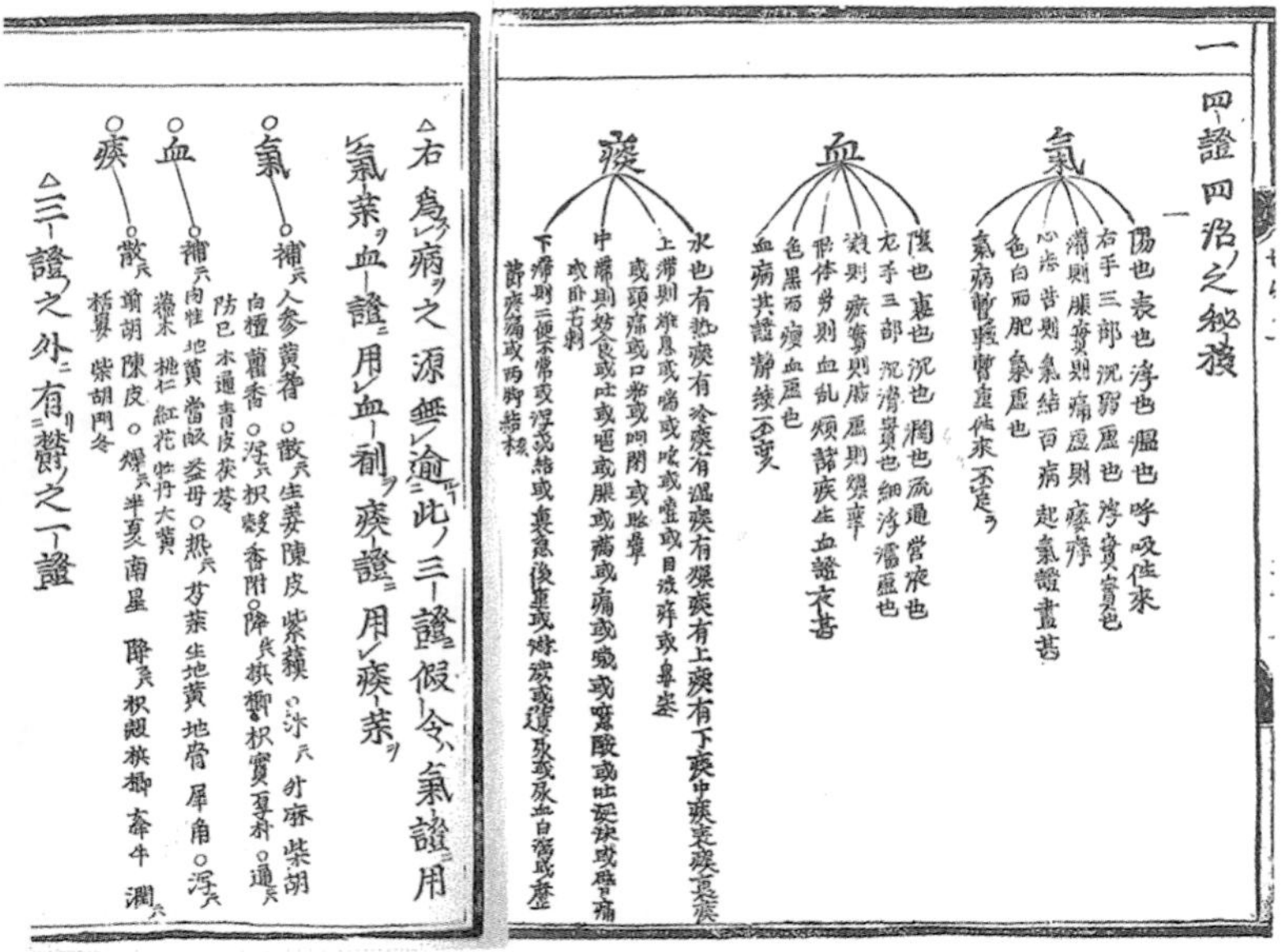
四證四治之秘訣

氣
陽也 表也 浮也 濡也 呼吸往来
右手三部 沉弱虚也 浮實實也
色白而肥象虚也

血
陰也 裏也 沉也
左手三部
色黒而痩血虚也

痰

△右爲病之源無逾此三證假令氣證用氣薬血證用血剤痰證用痰薬
○氣―○補 人参 黄耆
○血―○補
○痰―○散
△三證之外有鬱之一證

〔図3〕

道三の『切紙』(一五七一年刊)には朱丹渓から伝わった病因論が見事に図示されている(図3)。図3の中央部分に、はっきりと「右ヲ病ノ源トナス。逾(こゆ)ルコト無シ。仮令バ、気証ニ気薬ヲ用ヒ、血証ニ血剤ヲ用ヒ、痰証ニ痰薬ヲ用フ。」と記されている。

南涯がこのような道三流の医書を見て気血水説を発想したことを全く否定することは出来ないが、『医範』に「大気血水弁。医之論病症。不以此三物。非余之新説。傷寒論書莫不由於此。先人亦開其端曰。附子逐水。水蛭治血也。」という言葉どおり、『傷寒論』『金匱要略』を素直に読めばこの気血水の三要素に思い至るとわたくしは考える。特に「水毒」という用語は東洞が既に用いているのである。この「水毒」という概念が東洞一門では広く認識されていたことは、東洞の高弟・村井琴山(一七三三—一八一五)の『薬徴続編』に「赤石脂。主治水毒下利、故兼治便膿血。」とあり、また「蜀漆。能吐水毒、動是水毒明矣」などの用例が見られることからも理解される。水毒という水に乗じた毒の容があれば、気に乗じた毒の容があり、血に乗じた毒の容があることが傷寒金匱から読み取れるのである。しかし、ここで南涯を讃えたいのは「そのことを発想したこと」なのである。

☆

朱丹渓の四傷学説と南涯の気血水論の相違を図示したものが図4である。

あくまでも父・東洞の一毒説を遵守し、方証相対の手法を護っているが、その弊害を敢えて指摘すると、この『気血水薬徴』によって方剤を要素還元的に理解しようとする弟子が現れたことであろう。

和田正系〔附録五〕がいみじくも指摘するように、複合生薬から成る方剤の姿（方格）は個々の生薬に分解して全てが理解できるものではない。方剤を全体として捉え、その効能を科学的に明らかにすることは今日に於いても極めて困難な問題なのである。

尾台榕堂の『方伎雑誌』には「気血水家」の医師が登場するので、幕末にも南涯の学統を継ぐものが居たことがわかる。

	病因	**治療プロセス**
吉益南涯	不問	毒が気に乗じて症候を発現 血に乗じて症候を発現 水に乗じて症候を発現 → 証 ← 方証相対で対処
朱丹渓	気 血 痰 鬱	気により起こる病症に対応 血により起こる病症に対応 痰により起こる病症に対応 鬱により起こる病症に対応 → 適方を選択／作成

〔図4〕

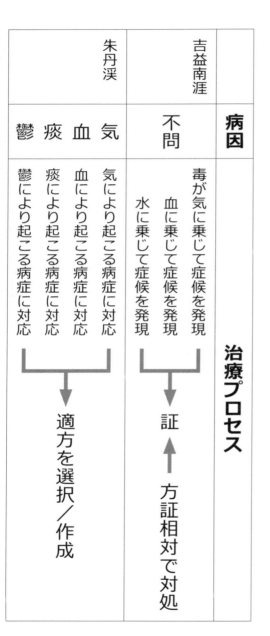

○板倉藩斎藤銕之助。診ヲ乞ヒテ曰。九月ヨリ。腰脚痛ミ。歩行ナラズ。治ヲ藩医ニ托シケレバ。疝也トテ治療ヲ施セリ。三十日ホド。服薬シケレドモ。効ナキ故。又他医ニ視セタリ。是ハ気血水家也。其医ノ申スニハ。気血ノ滞リニテ。乾脚気ナリトテ。療ス。是モ三十日余。服薬シタレドモ。更ニ効ナシ。云々。

〔付記〕

①朱丹渓（一二八一―一三五八）については中国中医学出版社・唐宋金元名医全書大成に収められた『朱丹渓』二〇一六年刊を参照した。

②曲直瀬道三の『切紙』は『近世漢方医学書集成（四）・曲直瀬道三』名著出版、一九七八年、六〇頁。

③『薬徴続編』は『近世漢方医学書集成（三十四）村井琴山』、名著出版、一九八一年。

④『方伎雑誌』からの引用は拙著『完訳・方伎雑誌』たにぐち書店、二〇〇七年刊。四〇三頁。

第五章　奥田謙蔵と気血水論

奥田謙蔵著『傷寒論梗概』(東京漢方医学会)は一九五四年の刊行であり、跋文を藤平健が記している。本書は南涯の『気血水薬徴』と藤平らの『漢方概論』との繋がりを証拠立てる極めて貴重な著作である。各方剤について、気血水の用語を駆使して方格を論じているのが特徴であり、後に出版された『傷寒論講義』とは異なった側面から、奥田謙蔵の知識を覗き見ることができる。

さらに、本書には瘀血についての記述があり、『漢方概論』の気血水論に大きな影響を与えていると考えられる。そこで、気血水の関連用語が見られる記述を抽出してみたい。なお、省略部分を（・・）で、わたくしのコメントを（★）で示した。

☆

○桂枝湯：これは太陽の位に於ける、所謂中風の初期で、・・主として肌表に在る邪気を解散し、気血を行ぐらして、上衝を下降する等の能を有する。

○桂枝二越婢一湯：・・、熱邪と水邪とが相結ぼれて、表の位に欝する証の薬方である。

○大青龍湯：・・、主として、峻烈なる発汗に因り。鬱邪を解散する等の能を有する。（★気血水に関連した記述は無い。『金匱要略』には溢飲にして当にその汗を発すべき証、とある）

○小青竜湯：これは心下に水飲のある為に表邪は解せず、・・水飲の動揺を現す証の薬方であって、主として其の水飲を散し、逆気を降し、表邪を解して諸候を去る等の能を有する。
○桂枝加芍薬生姜人参湯：・・。気液が稍や脱し、内は虚燥して、・・、主として虚燥を潤ほし、気血を調和する等の能を有する。
○桂枝甘草湯：・・、心下は擾乱して虚悸し、上衝する等の証に対する薬方であって、・・。
○茯苓桂枝甘草大棗湯：これは発汗に因て表陽は虚し、下焦の停飲が俄に動揺し、臍下の悸を発する等の証に対する薬方であって、主として動揺せる水邪を鎮めて、尿利に導き、逆気を降して、臍下の悸を治するの能を有する。
○厚朴生姜半夏甘草大黄湯：これは・・、胃気は和せず、気液が留滞して腹虚満を現す等の証に対する薬方であって、主として気液の留滞を行ぐらし、虚を復し、腹腸満を治する等の能を有する。
○茯苓桂枝白朮甘草湯：これは内気が虚し、水飲が中焦に滞ほり、依て気逆、上衝して頭眩を発する等の証に対する薬方であって、主として水邪を去リ、逆気を降して、頭眩を治する等の能を有する。
○茯苓四逆湯：これは発汗に因て表は虚し、若くは下すに因て裏も虚し、病が猶ほ解せずして少陰の位に変じ、更に邪気が心下に迫って煩躁が加はり、且つ四肢の厥逆を兼発する等の証に対する薬方であって、主として寒邪を行ぐらして四肢の逆気を下す等の能を有する。
○五苓散：これは表には尚ほ熱邪があり、裏には水飲があって、・・或は所謂水逆に対する薬方であって、主として水飲の停滞を尿利に導き、熱邪を解して、気液を順通する等の能を有する。
○茯苓甘草湯：・・、主として水飲が心下に停滞する故に、渇を発せず、主として表邪を散じ、水飲を導き、心悸、厥、尿の不利等を治するの能を有する。

○梔子豉湯：・・、主として胸中の邪鬱を順導して、諸般の苦痛を去る等の能を有する。
○梔子甘草豉湯：これは前方の位に居て、精気は更に虚し、虚気が迫って少気を発する等の証に対する薬方である。・・。
○真武湯：・・、且つ内の水気が激動して上に衝き、頭眩、身の瞤動、或は下利を発する等の証に対する薬方であって、主として内の陰寒を散じ、水気を去って、其の激動を鎮むる等の能を有する。
◎小建中湯：これは元来精力の虚乏する者にして、更に気血水の渋滞を生じ、内は虚燥し、心悸、怔忡、或は腹中の攣痛等を発する証の薬方であって、主として虚を復し、内を滋潤し、気血の渋滞を調へ、腹中の攣痛を治する等の能を有する。（★気血水と明記している。南涯との繋がりを示す証拠である。）
○桃核承気湯：・・、熱邪が血分に壅鬱して下焦に滞ほり、・・、主として血分の邪熱を除き、小腹急結を解し、血行を調へる等の能を有する。
○柴胡加竜骨牡蛎湯：・・、気液は循らず、衝逆を起こし、・・、主として内外の邪を解散し、衝逆を降し、気液を順通する等の能を有する。（★気液は気と血・水のこと。）
○桂枝加桂湯：・・、主として表の残邪を散じ、気の上衝を下降する等の能を有する。
○桂枝甘草竜骨牡蛎湯：・・、主として亡陽を復し、虚気の上迫を鎮めて煩躁を止むる等の能を有する。
○抵当湯：これは桃核承気湯の位よりは更に深く、瘀血は下焦に結ぼれて久しく、・・、主として畜血を下し、血行を調整する等の能を有する。
○大陥胸湯：・・、主として熱邪と水飲との結実を瀉下し、諸般の苦痛を去る等の能を有する。
○柴胡桂枝乾姜湯：・・、主として余邪を散じ、燥を潤ほし、逆気を降す等の能を有する。

○半夏瀉心湯：・・、主として水邪を去リ、心下の痞鞕を除き、昇降の気を順通する等の能を有する。
○生姜瀉心湯：・・、主として心下の停飲を解し、胃中を調和する等の能を有する。
○十棗湯：・・、主として水邪と熱邪とを攻下し、諸般の苦痛を去る等の能を有する。
○大黄黄連瀉心湯：・・、主として心下の鬱熱、微結を通ずる等の能を有する。
○旋覆花代赭石湯：・・、主として心下の停飲を去リ、噯気を除く等の能を有する。
○甘草附子湯：主として邪を解し、湿水を逐ふ等の能を有する。
○炙甘草湯：これは気血が衰へて邪気に堪へず、・・、主として気血の循環を調へ、心下の虚気急迫を緩め、心動悸を鎮むる等の能を有する。
○小承気湯：・・、主として胃の気を調和し、大便を通じ、裏熱を解する等の能を有する。
○白虎加人参湯：・・、主として裏熱を清解し、乾燥を滋潤し、煩渇を治する等の能を有する。
○呉茱萸湯：これは胃中に寒飲があって、邪悪の気が上に迫り、・・、主として寒飲を解し、逆気を降し、嘔を止むる等の能を有する。
○桂枝加芍薬湯：・・、主として腹裏の拘急を和解し、血気を調へ、腹満、疼痛を治し、余邪を散ずる等の能を有する。
○附子湯：これは表裏共に虚寒で、・・、主として裏寒を温散し、気血を順導する等の能を有する。
○麻黄附子細辛湯：これは少陰の最初期に於いて、裏の候が未だ備らず、・・、主として寒邪を温散し、表熱を緩和なる発汗に因りて解する等の能を有する。（★気血水に関連した記述はない。『方極』には「有痰飲之変」とあり、『医聖方格』に「心下ニ停飲アリテ欬シ、或ハ浮腫スル者」と記されている。）

○黄連阿膠湯：これは少陰の位にゐて、内熱を挟み、液分は之が為に枯燥し、・・、主として液分を滋潤、融和し、心中の煩熱を解する等の能を有する。（★液分は血・水のこと。）
○呉茱萸湯：これは内の寒飲が上下に激動し、・・、主として寒飲を去リ・・。
○猪苓湯：・・、主として内熱及び水邪を去リ、血分を滋潤し、心気を安和にする等の能を有する。
○当帰四逆加呉茱萸生姜湯：・・、主として内の寒飲を除き、其の動揺に因る諸徴を去るものである。
○乾姜黄連黄芩人参湯：・・、主として裏寒を逐ひ、痞熱を解し、上下の気血を順通する等の能を有する。

瘀血（八一―八三頁）

・・、瘀血の候に陰陽があり、その停滞の徴に新旧がある。陽に属する者には、概ね桃仁、牡丹皮、桂枝、大黄等の薬品を配合せる所謂駆瘀血剤を用ひ、陰に属する者には当帰、芎窮、芍薬、地黄等を以てせる薬方を用ひ、又陳久の候に属しないやうな者には、尚ほ上記のやうな方法に依り、其の陳久の候に属する者に至っては、更に水蛭、虻虫、䗪虫、蠐螬等を配せる薬方を用ひて、之を療するの原則とする。・・。

☆

まとめ

繰り返しになるが、本書は奥田謙蔵と吉益南涯の学説とが繋がっていることを証拠立てている貴重な文献である。

また、『漢方概論』における瘀血に関する記述は本書の記述に倣ったものと考えて良い。更に炙甘草湯に「気血が衰へて」とあり、奥田謙蔵は後に記す気虚、血虚を肯定する立場であったと考える。

〔付記〕

『医聖方格』は能條保菴の著で、文化九（一八一二）年刊。

第六章　尾台榕堂『類聚方広義』および『方伎雑誌』の検討

『漢方概論』の気血水論の形成を論じるに際して、もう一人、尾台榕堂について、特に気血水の視点から調査をしておきたい。

その理由は、奥田謙蔵は教材として『類聚方広義』を用いていたからである。しかも『類聚方広義』には当帰芍薬散に丁寧な頭注が付されており、当帰四逆湯と当帰四逆加呉茱萸生姜湯を「拾遺方」として採録し、頭注を付している。そして『方伎雑誌』には実際の二症例の治験が記されている。このことは尾台榕堂が吉益南涯の『続建殊録』と『成蹟録』を読み、実際に追試したことを裏付けるものである。

考えて見ると、図5に示すように、榕

（吉益東洞家系・学統図）（太字は医師）

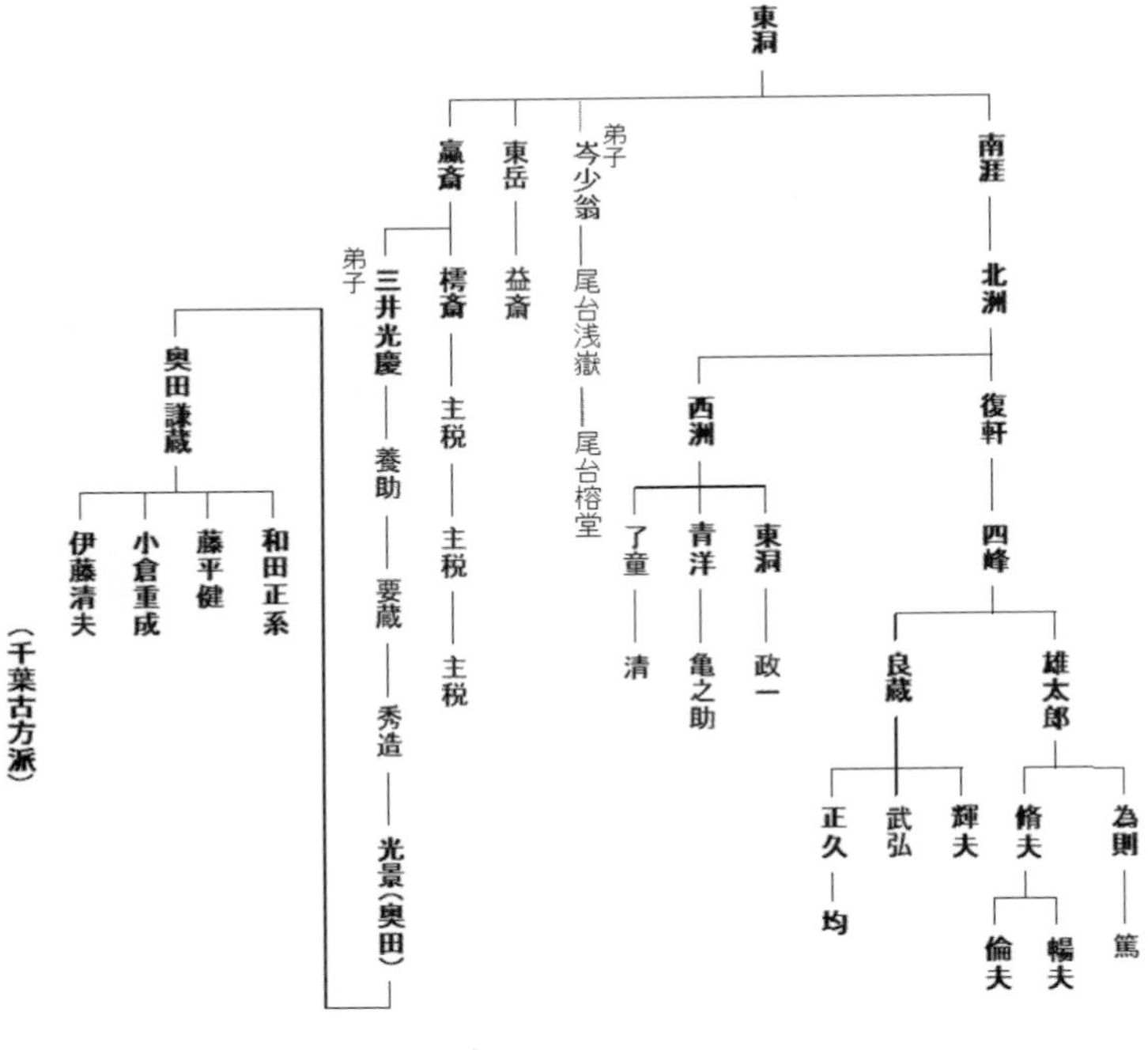

〔図5〕

堂は岑少翁を介して東洞の一門であるから、東洞の後継者である南涯の著作を読むことは当然のことであった。つまり、南涯の著作『気血水薬徴』も、それをそのまま受け容れたかは別として大いに参考としたであろうと、わたくしは考えるのである。

☆

一・『類聚方広義』における気血水に関連する用語

〔**苓桂朮甘湯**〕

短気云々。二方雖同利小便。其所主治不同。此方主心下水飲。故施此症有効。八味丸主小腹不仁。故用之於心下停飲短気之症。絶無其効。夫少腹不仁者。不特水毒。血亦不循也。所以八味丸有効也。能事実親験之於病者。自知之。

〔**小柴胡湯**〕

謂血弱気衰猶可也。謂血弱気盡。則不可也。

〔**抵当湯**〕

腹不満。其人言我満者。此不特血塊。而瘀血専在絡之症也。瘀。説文曰。積血也。

〔**茯苓四逆湯**〕

治諸久病。精気衰憊。乾嘔不食。腹痛溏泄悪寒。面部四支微腫者。

〔**当帰生姜羊肉湯**〕

老人疝痛。婦人血気痛。属血燥液枯者。宜此方。

☆

二 『方伎雑誌』についての調査

〔 〕の数字は拙著『完訳・方伎雑誌』（たにぐち書店）に付した節の番号である。

〔十〕 腹ヲ候フニハ。・・次ニ季肋下脇下ヲ按ジ。鞕軟、凝結、攣痛。水毒ノ留滞等。心ヲ著ケテ診察スベシ。・・又水毒ニテ。少腹麻痺膨脹スルアリ。悉ク診シテ。方薬ヲ処ス可シ。

是レ東洞先生腹診ノ法。岑少翁氏之ヲ受ケ。余ガ先人に授ル所ナリ。

〔三十〕 阻症ニ。嘔吐腹痛シテ。蛔虫症、留飲症ニ似タルアリ。又気鬱、寒熱欬嗽シテ。乾血労ニマギラハシキアリ。

〔三十三〕 駒込白山ノ傍ニ。一音寺・・蓋シ長強辺ニ瘀血留滞シテ。

〔四十六〕 漢人ハ。・・独東洞翁ハ。八味丸ハ。利水ノ剤ニテ。補腎ト云フハ誤也トテ。

薬徴ニ是ヲ弁ゼリ。・・苓姜朮甘湯ハ。共ニ利水ノ方也。
〔四十七〕麾下川上氏ノ室。鼓脹ヲ患ヒ・・一身水腫ヲ発シ・・産後水気漸ニ治シ。
〔五十〕婦人。腰腹腿脚等。・・瘀血壅閉凝滞ノ症也。
〔五十五〕一婦人診ヲ請フ。・・先月首ヨリ瘀血下リ。
〔六十二〕溝口鮎右衛門妻。・・其ノ月ヨリ妊娠シ。翌年一子ヲ挙グ。コレハ瘀血ヲ。残リナク。取リ尽シタル故ナリ。
〔六十三〕杉浦庄蔵婦。・・瘀血下リタリ。
〔六十八〕麾下ノ士、高井氏ノ女。・・経水来ラズ。柴痩シテ。〔心気鬱々タリ。
〔七十〕深川仲町尾張屋某。・・之ヲ診スルニ。面色青黒。一身滋潤ノ気ナク。少シク水気アリ。
〔八十〕深川木場、太田屋徳九郎。・・咽喉気血ノ循環ヲ付クルヨリ外処置アルマジト。
〔八十四〕芒硝少シモ水気ナキ物ヲ用ユベシ。
〔一〇七〕防已。・・コレハ利水ノ効。反テ舶来ノ品ニ勝レリ。
〔二〇四〕東洞先生曰ク。・・水瀉嘔逆シテ。
〔二一四〕枳実。・・芳香ノ気ナシ。用ユベカラズ。
〔二二二〕沢瀉。仙台、丹後ヨリ出ヅル。肉白肥大ノ物。利水ノ尤勝レリ。
〔二二二〕銀座第三町一商家ノ女。・・遷延セシウチニ。水気出テ。
〔二二三〕板倉藩斎藤銕之助。診ヲ乞ヒテ曰。・・三十日ホド服薬シケレドモ。効ナキ故。又他医ニ視セタリ。是ハ気血水家也。其医ノ申スニハ。気血ノ滞リニテ。所謂乾脚気ナリトテ。療ス。是モ三十日余。服薬シタレドモ。更ニ効ナシ。

〔二二六〕川崎駅会津屋某ノ婦。・・時時水飲ヲ吐シ。飲食進マズ。

〔二三二〕読我書曰。・・度度水瀉シテ。一月許ニシテ。水気ハ治シタレドモ。

〔二三五〕又曰ク。一男子四十余。・・此畜血ノ徴ナルベシ。・・精気随テ暴脱シテ。死セシ也。

☆

三．まとめ

以上の様に『類聚方広義』と『方伎雑誌』を調査したが、『漢方概論』の気血水論に直接的に結びつく記述は見いだせなかった。

ただし、周知のように、『類聚方広義』には『方極』の文章が各方剤の冒頭に掲げられており、たとえば、麻黄附子細辛湯には「麻黄附子甘草湯証にして痰飲の変有る者を治す」と記されており、これが『漢方概論』の利水の方剤として掲げられた可能性がある。同様に、木防已湯には「水病、喘満、煩渇して上衝する者を治す」とあり、木防已去石膏加茯苓芒硝湯には「木防已湯証にして、煩渇せず、小便不利し、痞堅甚だしき者を治す」とある。これらが『漢方概論』に採用された可能性が高い。

〔付記〕

①方伎雑誌の二症例は『完訳・方伎雑誌』（たにぐち書店）一三六頁、四〇八頁。

②大塚敬節・矢数道明・清水藤太郎・『漢方診療の実際』南山堂、一九五四年・三—五頁。

第七章　長濱善夫・藤平健の気血水論の成立

吉益南涯の後に、「気血水」について体系的にこれを記したのは、調査した限り、一九五四年に刊行された大塚敬節、矢数道明、清水藤太郎共著の『漢方診療の実際』の記述に始まる。〔附録二〕に全文を引用し、掲げた。

次いで体系的に記したのは一九六一年に出版された長濱善夫著『東洋医学概説』（創元社）である〔附録三〕。ここで、冷静に考えて見ると、わたくしは今ここで、恩師の『漢方概論』（一九七九年刊）に注目してその成立過程を調査しているが、これは取りも直さず、長濱善夫の気血水論の成立を共に論じていることに他ならないことに気づいた。それほどに、長濱善夫の気血水論は藤平らに大きな影響を与えている。従ってわたくしたちは長濱善夫の業績を高く評価すべきであると考える。

ところで、これは拙著『漢方開眼・わが師・藤平健先生』に記したが、藤平健と千葉医科大学の同級生であり、共に奥田謙蔵に師事していた長濱善夫は終戦から二年後に復員し、藤平らが湯液の分野で、既に高い水準に達していることを知り、鍼灸の分野での科学的研究に専念した経緯がある。それ故に、長濱は湯液も鍼灸もカバーした『東洋医学概説』を著すことができたのである。

一方、湯液（漢方）に専念した藤平らの視点からは、長濱の漢方についての所論に対し、書き加えなければならないことが数多くあった。そこで、長濱の記述を参考にしつつ、自らの所論を展開したものが、『漢方概論』そのものなのである。わたくしのこの分析の正しさを証明するために、この二つの著作の記述を対比したものが表1である。

表1

『東洋医学概説』

一．気滞

気剤　桂枝、厚朴、紫蘇子

気鬱。静的なもの。

気逆。動的なもの。

方剤。桂枝湯、半夏厚朴湯、桃核承気湯

二．血滞（血の変調、瘀血）

血の変調。結実と血虚がある。

（1）桃仁、牡丹皮、芍薬

（2）当帰、川芎

（3）水蛭、䗪虫、虻虫、乾漆

方剤

（1）桃核承気湯、大黄牡丹皮湯、桂枝茯苓丸

（2）当帰芍薬散、芎帰膠艾湯、四物湯

（3）下瘀血丸、抵当丸、大黄䗪虫丸

『漢方概論』

一．気

① 気の上衝

静的上衝。のぼせ。苓桂五味甘草湯

動的上衝。奔豚気。

桂枝加桂湯、苓桂甘棗湯、奔豚湯

② 気の欝滞　半夏厚朴湯

二．血

瘀血

実証：桃仁、牡丹皮

虚証：当帰、川芎、敗醤、土瓜根

水蛭、虻虫、䗪虫、乾漆、蠐螬

実証：桃核承気湯、桂枝茯苓丸、大黄牡丹皮湯、

下瘀血湯、下瘀血丸、抵当湯、抵当丸

虚実間：腸癰湯

虚証：当帰芍薬散、薏苡附子敗醤散、土瓜根散

芎帰膠艾湯、大黄䗪虫丸

三・水滞（水の変調、水毒）

痰飲、懸飲、溢飲、留飲、支飲、伏飲。

駆水剤（利水剤）

茯苓、朮、沢瀉、猪苓、半夏、生姜、乾姜、木通、麻黄、杏仁、黄耆、細辛、防已、呉茱萸。

方剤

茯苓沢瀉湯、猪苓湯、五苓散、小半夏加茯苓湯

苓桂朮甘湯、大青龍湯、小青竜湯、越婢加朮湯

人参湯、真武湯、呉茱萸湯、

当帰四逆加呉茱萸生姜湯、防已黄耆湯

三・水

水毒の種類

痰飲、懸飲、溢飲、支飲、伏飲、溜飲、

風水、皮水、裏水

水毒に用いる薬剤・薬方

茯苓、朮、沢瀉、猪苓、麻黄、木通、防已

黄耆、半夏、生姜、杏仁、細辛、呉茱萸、商陸

附子。

方剤

五苓散、猪苓湯、沢瀉湯、小青竜湯、

越婢湯、越婢加朮湯、茯苓飲、茯苓沢瀉湯、

木防已湯、木防已去石膏加茯苓芒硝湯

麻黄附子細辛湯、呉茱萸湯、真武湯、人参湯。

両者を見比べると、気の変調について、長濱は気滞を上位に置き、気鬱と気逆に分けているのに対して、藤平は気の上衝と気の欝滞を並列的に扱っている。

血の変調については基本的に同一であるが、藤平は駆瘀血剤を実証、虚実間証、虚証と明確に分類している。利水の生薬はほぼ同一であるが、長濱は乾姜を採用しているが、藤平は採用せず、商陸と附子を掲げている。「附子」に利水の効能が有ることは、東洞の『薬徴』に記されているが、南涯の『気血水薬徴』にはない。つまり、ここでは東洞が優位に立っている。

瘀血の自覚症状と他覚的症状の記述は藤平らの記載はより丁寧であり、わたくしが後に瘀血診断基準を作成する際に、最も参考とした記述である。

水毒の自他覚症状も藤平らの記述が詳細であり、これも、後にわたくしが診断基準を作成するに当たって、参考としたものである。

利水の方剤については些かの相違があるが、双方が「など多数」と記しているので本質的な相違はない。但し、わたくしが注目したいのは、藤平らが「麻黄附子細辛湯」を記していることである。これは、第五章のまとめで考察したように、東洞の『方極』による可能性が高い。ここでも東洞が優位に立っている。

そうであるのに、東洞が『薬徴』において、「乾姜。主治結滞水毒也」と記していることを藤平らが無視したことは、わたくしにとっては不可解である。

☆

ここに至って、『漢方概論』の「気血水」の記述の成立について最終的な総括をする時を迎えた。最大の残された疑問は、奥田謙蔵、藤平健、小倉重成らが南涯の『気血水薬徴』から影響を受けたか否かであるが、これは『傷寒論梗概』の記述から、影響を受けたと断言できる。これを側面から支持する材料として、尾台榕堂が南涯の『成蹟録』、『続建殊録』を読んでいたこと、そして奥田謙蔵の高弟・和田正系も〔附録五〕に掲げたように、一九六七年よりも以前から、南涯について研究を進めていたことが挙げられる。

そこで逐次『漢方概論』の記述の成立過程を考えてみたい。

☆

一・気について。

静的上衝と動的上衝に分けたのは長濱善夫の『東洋医学概説』を参照したものとしてよい。掲げられた苓桂五味甘草湯、桂枝加桂湯、奔豚湯は傷寒金匱から読み取ったものである。

気の欝滞を別項としたのは、奥田謙蔵が『傷寒論梗概』に記したように、「気鬱」を重視していたことによるものと考えて良い。

余談であるが、何故か大塚敬節らの『漢方診療の実際』も、長濱も、そして藤平らも、気鬱を治す方剤として、一様に半夏厚朴湯を掲げているのは興味深い。これは長濱善夫が大塚敬節らの記述を、そして藤平らが、先行出版された二書をそれぞれ参照した証しとも言える。

二．血について。

その記述の由来は奥田謙蔵『傷寒論梗概』であると考えられる。加えて、湯本求眞の『皇漢医学』も参照し、独自の所論を展開したとしてよい。

特異なのは、初学者向けの本書であるのに、駆瘀血の生薬に土瓜根が記されていることである。これは『東洋医学概説』の注記に清水藤太郎が『実験漢方医学叢書』に於いて、この生薬を駆瘀血の生薬として掲げているという記述に引かれて、ここに記したと推測される。

桃仁の薬能は『薬徴』にはなく、『気血水薬徴』に「血滞而不循也」とあり、また、村井琴山の『薬徴続編』に「主治瘀血少腹鞕満」と記されている。このいずれかを参照したものであろう。

虚証の駆瘀血剤として当帰芍薬散が記されているが、これは吉益南涯がその臨床応用を開拓したものである。薏苡附子敗醤散、芎帰膠艾湯、大黄䗪虫丸に加えて土瓜根散が記されたのは、前述したように駆瘀血の生薬に土瓜根を採用したための辻褄合わせの感が否めない。

三．水について。

ここに記された支飲、溢飲などの水毒の種類は『金匱要略』に基づいたものであり、忠実に引用され解説されている。

水毒に用いる薬剤として掲げられた、茯苓、朮、沢瀉、猪苓、防已、黄耆の薬能は『気血水薬徴』が最も明快に記しており、これを参考にしたものと考える。

附子は東洞の『薬徴』を根拠にしていると考えられる。

杏仁と生姜の利水作用を明記したのは村井琴山の『薬徴続編』である。

細辛と半夏の利水の効能は『気血水薬徴』が最も明確に記述している。

商陸は『傷寒論』収載の牡蛎沢瀉散に配剤されており、木通は当帰四逆湯の構成生薬であるが、この二つは、『薬徴』、『薬徴続編』、『気血水薬徴』のいずれにも記述がない。清水藤太郎、あるいは他の生薬学・本草学の著作を参照したものと推測される。

利水の方剤は全て『傷寒論』『金匱要略』から読み取れるが、特に木防已湯と麻黄附子細辛湯の二方は『方極』の記述を参考とした可能性が極めて高い。

まとめ

『漢方概論』の気血水論は様々な文献を根拠に成立したものであることが明らかになった。

一．奥田謙蔵を介して、『気血水薬徴』の影響を受けたものである。

二．吉益東洞の『薬徴』『方極』を根拠としたものが多い。

三．村井琴山の『薬徴続編』をも参照した可能性がある。

四．先行出版されていた大塚敬節らの『漢方診療の実際』。長濱善夫の『東洋医学概説』を参照したことは確定的である。
五. 清水藤太郎著『実験漢方医学叢書』も参照したと考えられる。
六. 特に瘀血の項については湯本求眞著『皇漢医学』を参照し、奥田謙蔵の所論に倣い、さらに、自説を展開したものと考えられる。
七. 尾台榕堂著『類聚方広義』の「未試行方」、「拾遺方」を通して、南涯の臨床実績を取得し、駆瘀血の生薬として、当帰、川芎を記したのは、『気血水薬徴』の影響を受けたものと考えられる。
八. 『傷寒論』、『金匱要略』を熟読したことは言うまでもない。その際、奥田謙蔵著『傷寒論梗概』はこの気血水論をまとめあげる上で大きく影響した。

以上、本書執筆の目的は、概ね達せられた。こうしてみると、『漢方概論』における気血水論の記述は「昭和期・気血水論」の精華であると言える。併せて長濱善夫の業績も讃えなければならない。

第八章　気虚と血虚について

わたくしが師授された気血水論については、前章までの検討で、その成立の過程を明らかにすることができた。しかし、この『漢方概論』の気血水論には些かの不備があり、それは吉益東洞の思想の枠組みを脱却できないことによるものであることに、わたくしは気づいたのである。

改良の経緯を記すと、それは時代の求めに応じたものであった。わたくしは一九七九年に当時新設された富山医科薬科大学・附属病院の和漢診療部に赴任した。その大切な任務は、医学生教育の中で漢方医学の系統講義と臨床実習を担当することであった。この大学の建学の理念の第一条は東西医学の融合統一、第二条は医学と薬学の有機的連携であったが、この画期的な建学の理念を具体化する一つとして和漢診療部が開設されたのである。そして医学教育では四年生に一単位（九〇分×一五回）と五年生の臨床実習（外来見学と病棟実習）が一人につき二週間が割り当てられた。

この系統講義に際してわたくしが考えたことは、千葉古方派の枠を越えて、広く公正な立場で若き医学生に漢方医学の哲学、病態の理解、診察・診断法、生薬の薬能、方剤の運用の基本的知識を伝えることであった。

このわたくしの赴任に先だって、一九七六年に漢方エキス製剤が医療保険制度の中に大幅に採用されていたので、それら一四七種のエキス剤の効能効果を漢方医学の見地から適切に説明し、臨床の場で正しく用いるための基礎知識を伝達する必要があった。そのためには、従来の気血水論を改良して気虚や血虚の考え方を加える必要に迫られたのである。なぜならば、十全大補湯や四物湯、補中益気湯などの薬能の説明には補脾益気、気血両虚などの概念を用いるのが適切であって、『漢方概論』の気血水論では説明するコトバがなかったからである。

この講義録をまとめたものが『症例から学ぶ和漢診療学』（医学書院・一九九〇年初版刊）である。この教科書にはもう一つの特徴として気血水の各々の病態について診断基準を明示した。これは大学という場で臨床研究や基礎研究を推進する際の基準を必要としたからである。そして、これは正しく和漢診療学という学問体系を構築する第一歩であった。

こうすることによって、従来の処方解説、あるいは医療用漢方製剤の添付文書に記されている長々とした記述を、簡明直截に表現することができる。

補脾益気などというと東洞の医論とは真逆の立場になるが、わたくし達は主義主張のために臨床実践をしているわけではない。漢方医学と西洋医学も決して対立構造の中で捕らえることはしない。最も大切なことはより早く、より安全に、より安価に治療成績を挙げることである。東洞がいみじくも、「親試実験」と唱えたが、常に自分で身を以て試すという臨床的態度を持つことが重要なのである。

☆

前置きはここまでとし、本論に入ることにしたい。

第二章で検討したように、気虚、血虚と、それと同義と考えられる用語は『金匱要略』に現れる（再掲）。

〔中風歴節病脈証并治第五〕
○近効方朮附湯、・・補中、益精気。
〔五臓風寒積聚病脈証并治第十一〕
○邪哭使魂不安者、血気少也、血気少者属於心、心気虚者、其人則畏、・・陰気衰者為癲、陽気衰者為狂。
〔痰飲咳嗽病脈証并治第十二〕
○水去嘔止、・・以其人血虚、麻黄発其陽故也。
〔婦人産後病脈証治第二十一〕
○問曰、新産婦人有三病、・・師曰、新産血虚、・・亡血復汗、・・血虚而厥、・・以血虚下厥、・・亡陰血虚。

また『気血水薬徴』にも：
〔気部・表位〕附子（血気虚也）
〔地黄〕血気虚気急也。芎帰膠艾湯症曰、漏下、下血是血虚之候也。
と記されている。わたくしが特に注目したいのは地黄である。「〔芍薬〕血滞し、気急するなり」、の表現に倣うと、「血気虚し、気急するなり」と読める。これは気血の虚という病態を南涯は認識していたということを示す記述である。附子の血気虚也もこれを支持する。
更に、奥田謙蔵の『傷寒論梗概』には次のような記述がある：
○炙甘草湯：これは気血が衰へて邪気に堪へず、・・、主として気血の循環を調へ、心下の虚気急迫を緩め、心動悸を鎮むる等の能を有する。

ここで、わたくしが主張したいことは、気虚・血虚は『傷寒論』『金匱要略』に既に明記されていることなのである。

☆

ところで、気虚・血虚という用語について、『欽定四庫全書電子版』（千葉大学）により検索したところ、『金匱要略』に先行して、最初に気虚、気鬱、気逆、血虚などの記述が為されたのは『黄帝内経』であり、これらが初出である。

気虚については『素問』通評虚實論篇に「気虚者肺虚也．気逆者足寒也」とあり、また、調經論篇に「是故氣之所并爲血虚．血之所并爲気虚」とある。

さらに気鬱に関しては『素問』六元正紀大論篇に「二之気．大涼反至．民廼慘．草廼遇寒．火氣遂抑．民病気鬱中滿．寒廼始」とある。

気逆については『素問』通評虚實論篇に「気虚者肺虚也．気逆者足寒也」とある。

血虚については『素問』擧痛論篇に「寒気客於背兪之脉．則脉泣．脉泣則血虚．血虚則痛．其兪注於心．故相引而痛．按之則熱氣至．熱気至則痛止矣．」調經論篇に「是故気之所并爲血虚．血之所并爲氣虚」とある。

調査した限りでは瘀血の最初の記述は『金匱要略』であり、〔驚悸吐衄下血胸滿瘀血病脉證治第十六〕には「病人胸滿．脣痿．舌靑．口燥．但欲嗽水．不欲嚥．無寒熱．脉微大來遲．腹不滿．其人言我滿．爲有瘀血」と記されている。

☆

そこで直面する問題は、この様な古典の記述のみでは具体的に気虚や血虚などの症候を知ることができにくいことである。

中医学の教科書『中医学基礎』には気虚、血虚などが詳述されているが、ここでも症候が羅列されるに留まっている。そこで、浅田宗伯著『勿誤薬室方函口訣』、矢数道明著『臨床応用・漢方処方解説』、山田光胤著『漢方処方応用の実際』などの方剤解説を用いて、方剤の側から気虚、血虚などの具体的症候を読み取る作業を最初に行った。次いで抽出した症候をスコア化した原案を作成し、臨床実践に於いて重み付けの調整を行うという試行的研究をとおして最終的なスコア化した診断基準を完成させたのである〔附録六〕。

そもそも、わたくしが診断基準の作成の必要性を感じたのは瘀血病態の科学的解明を手掛けた一九八〇年代のことであった。先行研究として有地滋が瘀血病態における血液粘度の上昇などの論文を公表していたが、有地滋の考えている瘀血病態の基準が示されていなかった。有地滋とわたくしの考える瘀血病態が同一のものか否かを判断する材料はなかったのである。これでは単なる独善的な研究と言わざるを得ない。そこで、瘀血診断基準の作成を行ったのである。詳細は日本東洋医学雑誌（三四巻、一九八三、一－十七頁）に記した。これによって、その後の研究の基盤が提供されたのである。この方法論に倣って、気虚をはじめ様々な病態の診断基準を『症例から学ぶ和漢診療学』（医学書院）を通じて提案したところである。

このようにして作成した診断基準を〔附録六〕に一括して掲載した。

この基準は医学生教育に留まらず、広く漢方医学を学ぼうとする人々にとって有用なものと自負している。

たとえば、気虚を改善する方剤である補中益気湯、六君子湯などは気虚の診断基準を満たすことが前提となり、他方、四物湯、芎帰膠艾湯など血虚を改善する方剤の具体的目標が簡潔に、しかも的確に理解できるのである。

〔付記〕

①参照した中医学の教科書は上海中医学院編・神戸中医研究会訳・中医学基礎　燎原書店、一九七七年刊。

②浅田宗伯の『勿誤薬室方函口訣』は燎原編集部編、燎原書店、一九八三年刊。

③矢数道明の『臨床応用・漢方処方解説』増補改訂版は創元社、一九八一年刊。

④山田光胤の『漢方処方応用の実際』は南山堂、一九六七年刊。

第九章　津液枯燥について

麦門冬湯は日常臨床で頻用される方剤である。『金匱要略』の〔肺痿肺癰欬嗽上気病脈証治第七〕に「大逆上気、咽喉不利、止逆下気者、麦門冬湯主之。」と記されている。しかしこの条文だけでは、同篇に記されている射干麻黄湯、皂莢丸、越婢加半夏湯などとの鑑別は困難である。わたくしは口絵に示したような後咽頭壁の乾燥した所見を麦門冬湯証の有力な所見と考えている。医療保険適用となっている滋陰降火湯、滋陰至宝湯などにも同様の所見がある。

この所見は気道粘膜の分泌液が減少していることを示している。これを従来の気血水論では説明するコトバがない。（口絵・カラー写真）

そこで改めて『傷寒論』を見ると津液枯渇の病態が記されていることに気づいた。条文を列記すると次のとおりである。

『傷寒論』（再掲）

〔五八〕　凡病。若発汗。若吐。若下。若亡津液。陰陽自和者。必自愈

〔一一五〕太陽病。二日。反躁。・・・胃中水竭。

〔一八八〕問曰。何縁陽明病。・・・此亡津液。胃中乾燥。

〔二一一〕陽明病。本自汗出。・・・以亡津液。胃中乾燥。

〔二三二〕陽明病。其人多汗。以津液外出。胃中燥。・・・小承気湯主之。

〔二一七〕傷寒四五日。・・津液越出。
〔二三九〕陽明病。脇下鞕満。・・・津液得下。胃気因和。
〔二四一〕陽明病。自汗出。若発汗。小便自利者。此為津液内竭。
〔二六四〕陽脈実。因発其汗。・・・亡津液。大便因鞕也。

さらに、『金匱要略』〔中風歴節病脈証并治第五〕には：
「千金方越婢加朮湯、治肉極、熱則身体津脱、腠理開、汗大泄、癘風気、下焦脚弱」とある。

津液が不足・枯渇した病症の記述は『傷寒論』に多く、『金匱要略』にはわずかに一箇所である。このことは急性熱性疾患において津液の欠乏状態が多く見られることを意味している。発熱や発汗によって循環血漿、組織間液、細胞内液が不足した病態が引き起こされることが、亡津液、津液内竭として表現されていると考える。この病態は、現在、脱水と呼ばれる病態に相当すると考えて良い。

これは長浜が少しく触れていることであるが、涙液、唾液、気道粘膜の腺細胞による分泌、胃液、膵液などの分泌不良も津液不足の病態に含めるのが臨床上、有益であるとわたくしは考えている。その理由は麦門冬湯証などでは発熱・発汗によって津液が失われたのではなく、気道粘膜の腺細胞の機能不全と考えられること、また麦門冬湯、温経湯、人参養栄湯、清熱補気湯（証治准縄）はシェーグレン症候群における涙液、唾液分泌を改善することを何例も実際に経験しているからである。

この津液の不足・枯渇した病症を改善する薬能が示された生薬についての記述は『薬徴』にも『気血水薬徴』にも記されていない。

この点では中国・中山医学院編の『漢薬の臨床応用』が優れている。この書物には「補陰薬」の項目がある。補陰は陰液、即ち津液と血を補うことである。この他に薬能として、「生津」という用語が記されたものが幾つもある。生津とは津液を産生するという意味である。「潤燥」という用語も乾燥を潤すので、これも採用すると、次のような生薬が選び出された。

〔括蔞根〕清熱潤燥、排毒消腫、生津止渇。
〔川貝母〕潤燥化痰。
〔五味子〕斂肺滋腎、生津斂肝、渋精止瀉。
〔麦門冬〕潤燥生津、化痰止咳。
〔天門冬〕滋陰潤燥、清熱化痰。
〔阿膠〕補血、止血、滋陰、潤燥。
〔熟地黄〕滋陰、補血。
〔膠飴〕補中緩痛、潤肺止咳。
〔甘草〕補脾益気、清熱解毒、潤肺止咳。
〔人参〕大補元気、安神益智、健脾益気、生津。
〔玄参〕滋陰清熱、瀉火解毒。

ここに掲げられた薬能は『本草綱目』などの伝統を引き継ぐものであるが、臨床に照らして、妥当なものとわたくしは考えている。

もうひとつ指摘しておきたいことは、生津にせよ潤燥にせよ、今日の補液とは異なり、気の働きを増すことが重要であるという点である。考えて見ればこれは当然のことで、腺細胞の機能が健全になった結果として腺分泌が改善するからである。

陽気と陰液

ところで、この気血水論と陰陽論が出会って以来、気を陽とし、「陽気」という用語が用いられるようになった。陽気という用語は『黄帝内経』に定着している。たとえば、『素問』上古天真論篇に「六八陽気衰竭於上．面焦．髪鬢頒白」とあり、生気通天論篇に「蒼天之気清淨．則志意治．順之則陽気固．雖有賊邪．弗能害也．此因時之序」「陽氣者．煩勞則張．精絶．辟積於夏．使人煎厥．目盲不可以視．耳閉不可以聴．潰潰乎若壞都．汩汩乎不可止．陽気者．大怒則形氣絶．而血菀於上．使人薄厥」など多数の用例がある。

陽気の対立用語として「陰液」を想定していると考えられるが、「陰液」という用語は．素問・霊枢・傷寒論・金匱要略・難経・神農本草経などの古典には記載がなく、その後の千金方・諸病源候論にも用例がない。

つまり、実に不思議な事に、「陰液」を想定した「滋陰」というコトバが突如として明時代の著作（普済方、赤水玄珠、証治準縄、仁斉直指方、本草綱目、景岳全書、温疫論、医門法律）で多数登場するのである。明以前の金元時代のものでは『脾胃論』（李東垣）に一個所検索できた（補脾胃瀉陰火升陽湯の項）。滋陰派と呼ばれる朱丹渓の『格致余論』・『局方発揮』の本文には直接「滋陰」という表現は出て来ず、四庫全書を編纂した清代の役人が書いた、これらの書籍の初めの「提要」の部分に「朱丹渓は滋陰を重んじた人物」という表現が記されている。

すなわち、「滋陰」は金元時代におぼろげに出てきた発想で、明時代に頻繁に言葉で表現されるようになったものと推測して良いと考えられる。

因みに滋陰降火湯、滋陰至宝湯は『万病回春』（一五八七年刊）を出典としているが、明代後半のことであるので、上述の調査結果と矛盾しない。

☆

○麦門冬湯
麦門冬・半夏・粳米・大棗・人参・甘草

○滋陰降火湯
白朮・当帰・芍薬・地黄・麦門冬・天門冬・陳皮・知母・黄柏・甘草

○滋陰至宝湯
当帰・芍薬・茯苓・白朮・陳皮・麦門冬・香附子・地骨皮・知母・甘草・貝母・薄荷・柴胡・生姜

○清熱補気湯

白朮・茯苓・人参・当帰・芍薬・麦門冬・升麻・五味子・玄参・甘草

繰り返しになるが、津液は気血と密接な関係があることから、単に滋陰・生津・滋潤を図るだけでなく、気虚や血虚も同時に改善するような工夫がこれらの方剤では為されていることを強調したい。つまり四君子湯、四物湯の方意を持ち、麦門冬・天門冬で滋陰を図る意図の下に創方されたと理解される。

〔付記〕

生薬の薬能については中山医学院編・神戸中医研究会訳・漢薬の臨床応用・医歯薬出版・一九七九年刊を参照した。

おわりに

漢方医学の基盤的な病態理解とその治療原則は何かと問われたならば、わたくしは気の思想とそれに基づく気血水論を第一に、そして陰陽・虚実の尺度による病態認識を第二に、そして第三に方証相対論を挙げたい。

本書では気血水論について考察を試み、気虚と血虚を従来の気血水論に加えることの妥当性を論じた。さらに、これまで体系的な記述のなかった津液枯燥について考察した。

中医学を巧みに臨床実践している方々から、そこまで気血水論の範囲を広げるのであれば、八綱弁証と何ら変わりが無いとの指摘を受けるかも知れない。このような意見は意見として甘んじて受けるつもりであるが、要素還元論的に病態を分解して捕らえ、その個々の分解した病症に対して薬能に基づいて生薬を積み上げて方剤を作る、という方法論をわたくしは採用しないとだけは申し上げたい。

わたくしの師匠・藤平健は、かつてわたくし達にこう言った「富士山の頂上を目指すルートは御殿場口もあれば吉田口も富士宮口もある。それぞれ自分の選んだルートをしっかりと調査し、装備を調え、気象をみて頂上を目指すことが大切で、どの登山道でも頂上に立つことが出来る。私は古方というルートを辿ってきたので、これについてお伝えするのであって、どのルートが優れているとか劣っているなどと云うことはありません」と。

わたくしが改良した気血水論の可否については、理論闘争で無く、臨床実践をとおして判断して頂きたいと切に願うものである。

なお、欽定四庫全書電子版（千葉大学）の検索を含めて文献検索については千葉大学大学院医学研究院・和漢診療学講座の平崎能郎君の絶大な助力を得た。心から感謝する次第である。

また、本書の製作と出版に当っては「あかし出版」の檜山幸孝君、竹本夕紀女史の協力を得た。記して感謝の意を表する。

二〇一八年正月　識

附録

〔附録一〕吉益南涯著『医範』全文と意訳

南涯吉益先生著　門人木国医　大江廣彦謹校正

友人某謂子曰。子頃者示門人。以気血水弁。是背先師万病一毒之旨。可謂孝歟。何不改其過。猷拝謝曰。嗟乎。子尊信先師至矣。非猷之所及也。雖然。其言異於猷之所聞。夫道者。天下之道。而非一人之道也。父所未能詳弁。子宜詳弁之。巳所未能審明。人宜審明之。子思之作中庸也。言孔子之所未言。以発之。可謂不幸乎。先人嘗謂猷曰。汝学吾所以学。而勿謬我言。譬如書図。徒摸其所摸。遂失其真。吾之所以尊信秦張而学其道。以其徴諸事実有治験也。苟有治験。雖非秦張之言。豈可不尊信哉。方無古今。論無新旧。必期之於治験。夫気血水弁。非余之新説。傷寒論書莫不由於此。先人亦開其端曰。附子逐水。水蛭治血也。医之論病症。不以此三物。以何為規矩。三物之変。三極之道也。不可不知焉。今作医範。示気血水之弁。固不背万病一毒之旨也。

万病皆一毒。薬亦皆毒也。以毒攻毒。是医要道。人之身為陰陽和平如春。此為常体。若有所偏勝。此其病患。必害性。是以謂之毒。毒無形必乗有形。其証乃見。乗気也気変焉。乗血也血変焉。乗水也水変焉。夫血者水穀之所化血也。是以有三物焉。三物之精。循環則為養停滞則為病。失其常度。則或急或逆。或虚或実。諸患萌起。各異其状。証縁物而生。物随症而分。証者末也。物者本也。雖有見証。不分其物。何益之有。譬如望雲霓而不知晴雨也。凡論病以陰陽古之法也。是分其大体而已。薬方未可處矣。太陽病。有桂枝湯。有葛根湯。有麻黄湯。一病而三方。所以有気血水之弁也。其人。頭痛発熱。汗出悪風。是気之変。而桂枝湯証也。以其発熱知血不凝。以汗出知水不滞。其血凝者。雖自汗出不得発熱。項背強几几。葛根湯証。是也。其水滞者。雖必発熱而不得汗出。身疼喘鳴。麻黄湯症。是也。証備如此。則不弁三物。雖曰其湯証可也。或変証出。或見一証長沙方中。無可徴証則其何由論病。何由置方。方此時。聚類推証。以分三物。弁其主客。審其所在。知其四態。是謂之規矩。何曰主客。黄連阿膠湯。瓜蔕散。建中湯。同治心中煩。而其方異者。以主客異也。黄連阿膠湯。気主而水血為客。故但煩而已。建中湯。血主而気為客。故悸而煩。悸者血也。劇則致衄。不得発熱。

是其候也。瓜蔕散。水主而気血為客。故満而煩。満者水也。気不発散。必上衝吐水則愈。是其候也。主者先見。而客者後出。是知主客之法也。何曰所在。病位也。表裏内外。是也。一身頭背腰。此為表也。外体面目鼻口咽喉胸腹。此為裏也。内外者。出入之辞。以睛舌心骨髄。為内極位也。外也者。自内而外出也。内也者。自外而内陥也。対内則表裏倶外也。内外者。経也。表裏者。緯也。桂枝湯。治一身煩。黄連阿膠湯。治心中煩。柴胡湯。治胸中煩。煩者其気一体。而治方何異。以其所在異也。譬如雨久而虹東見則為晴候。晴久而虹西見則為雨兆也。何曰四態。急逆。虚実。是也。急者順行而進之謂也。逆者刧行而退之謂也。虚者虧而不足之謂也。実者盈而有余之謂也。心煩者物同其所在。而治方何異。以其態異之故也。梔子豉湯証。熱気見於外。身熱煩熱。或頭汗出。是急而心煩也。白虎湯証。熱気伏於内。口舌乾燥或渇。其背悪寒。是逆而心煩也。酸棗仁湯証。表裡無熱。不得眠。是虚而心煩也。承気湯証。表裡有熱。大便鞕。是実而心煩也。一煩之変。此如多端。万病之変雖難窮極。而要之不出乎三物之変也。三物之変。三極之道也。以此推証。何病不分。証也者末也。物者本也。不知其本焉。能分其末子其思諸。

医範　終

〔意訳〕医範　南涯吉益先生著　門人・紀の国医師　大江広彦校正

友人の某が私にこう言った。「あなたは最近、門人の教育に気血水弁を用いている。これは先師・東洞先生の万病一毒の趣旨に背くもので、これを孝行と言って良いのか。どうしてその過誤を改めないのだ」と。私はその方に慎んで礼を述べてこう言った「ああ、あなたは先師を尊敬し信奉する最高の方です。私の及ぶ所ではありません。しかし、そうは言っても、あなたのお言葉は私が先師から聞いた物とは異なっております。そもそも道は天下の道であって、ある個人ひとりの道ではないのです。父親が詳細に弁論できなかったことを、その子供が適切に詳しく論じることも、また自分が詳しく明確に論じる事ができなかった事柄を、別な人が適切にこれを明確にする。たとえば、孔子の孫・子思が『中庸』を作成したのも、孔子が言及できなかった所があったので、この点を明らかにしたかったのです。この子思の行いを不幸というのでしょうか。父・東洞はかつて私にこう言いました。君は私が学問をする理由を学び、私の主張する言葉に惑わされてはいけない、と。たとえば書や絵画のようなもので、むやみに模写しても、結局はその真髄を見失うのです。私が扁鵲（秦越人）と張仲景張を尊信して、その道を学ぶ理由は、様々な事柄を事実から導きだし、実際の治療実績があるからなのです。実際の治療実績さえあれば扁鵲や張仲景の言葉でなくとも尊信しないわけにはゆきません。方剤に古今はありませんし、新旧もないのです。治療の実績が決め手なのです。ここで問題としている気血水弁ですが、これは私の新説ではありません。『傷寒論』という書物に基づかなければ、この説はないのです。先人（東洞）がその端緒をひらき、こう述べています。附子は逐水、水蛭は治血である、と。医師が病症を論じる際に、この（気血水）三物を用いなければ、何を基準としたら良いのでしょうか。この三物の変調は、三つの窮極の道なのです。これを知らなくてはなりません。そこで、ここに医範を著作し、気血水の論理を示します。これは決して万病一毒の趣旨に背くものではないのです」と。

万病は皆一毒。薬もまた皆毒です。毒によって毒を攻める。これは医療の重要な道です。人の身体は陰陽の和平を為しており、季節で言えば春のようで、これが正常な状態なのです。もしも陰陽のいずれかが勝ってしまうと、これが疾病状態です、必ず生体を障害します。この生体の障害されたさまを毒と言うのです。毒は形が無く、必ず形があるものに乗り込んで、証というものが現れる。気に乗り込みますと気が変調を来たす。血に乗り込めば血の変調。水に乗り込めば水の変調となるのです。血は水穀が血として生じたものです。こうして三物がある。この三物の精が循環すれば生体を養い、停滞すると疾病状態になる。このような生体内の正常状態が失われるに際しては、時には急、時には逆し、時には虚し、時には実となり様々な疾病が起こり出すのです。各々の局面でその状態は異なるわけで、証は物に縁取られて生まれ、物は症状に随って別れる。このように考えると、証は本末で言うと末で、物が本なのです。現れている証があるといっても、その物を気血水に分類しなければ、臨床的には何の利益もない。例をあげれば、雲や虹を眺めて晴れと雨が判断できないようなものです。一般的に疾病を論じる際に陰陽を用いるのは古の法則です。これは大まかに病態を分けるだけです。従って、これだけでは特定の薬方を処方することはできません。つまり、太陽病にも桂枝湯があり、葛根湯があり、麻黄湯があります。太陽病という一病に三方がある。気血水の弁別がある理由がここにあるわけです。その患者が頭痛発熱、汗出悪風するのは気の変調であり、桂枝湯証なのです。発熱によって血は滞っていないことがわかり、汗出ということから水も凝り固まっていない。血が凝滞していると、自汗が出ている場合であっても発熱することができない。項背強几几は葛根湯の証でありますが、水が滞っている者では、発熱があっても汗を出すことができない。身疼喘鳴は麻黄湯の病症がこれです。証がこの様に備わっている時は三物を弁じなくて良いわけで、その湯の証と言うことができます。時に変証が出現した場合、或いは一つの証を現しているが、『傷寒論』『金匱要略』の方剤の中に引き出してくる証が無い場合がある。このような時には何によってその病症を論じたらよいでしょうか。何によって方剤を決定したらよいのでしょうか。この様な場合、似たような病症を集め証を類推し、三物の尺度でその主客を弁別し、その所在を詳らかにして、四態（急逆・虚実）を知るのです。これを規矩（基準）と言うのです。何を主客というのでしょう。黄連阿膠湯、瓜蔕散、建中湯は同じく心中煩を治すのに方剤は異なっています。それは主客が異なるからなのです。黄連阿膠湯は気が主で水血は客で、煩が見られるだけです。建中湯は血が主で、気が客です。悸して煩が見られるわけです。動悸するのは血で、激しい場合は鼻出血が起こり、発熱することができません。これが黄連阿膠湯の症候です。瓜蔕散は水が主であって、気血が客です。満して煩の理由です。満する人は水で、気が発散せず、必ず上衝しますが、水を吐けば治癒する。これが瓜蔕散の症候です。主となるのが先に現れ、客となる兆候は後に出現しますが、これが主客を知る法則です。ところで、何を所在というのでしょうか。それは病位なのです。表裏内外がこれです。全身、頭、項、背中と腰。これが表です。外体、面目、鼻、口、咽喉、胸腹が裏です。内外は出入りの表現で、睛、舌、心、骨髄が内の極位です。外というのは内から出たもので、内というのは外から内陥する。内に対する時は表裏が共に外なのです。経と緯に喩えると、内外は経であり、表裏は緯です。桂枝湯は一身の煩を治し、黄連阿膠湯は心中煩を治す。柴胡湯は胸中の煩を治す。煩という点では同一でありますが、治方はどうして異なるのか。それは所在が異なるからです。たとえば長雨が降り、虹が東に見えた時は晴れる兆候であり、晴れが続いている時に西に虹を見たら雨になる兆しというようなものです。何を四態と言うか。急逆と虚実のことです。急は順行して進むという意味であり、逆は脅かして行くことで、退という意味です。虚は毀損して不足の意味で、実は充盈で有り余っているという意味です。心煩する者で、物が同じで所在も同じであるのに治方がなぜ異なるのか。それはこの四態が異なるからなのです。梔子豉湯証で熱気が外に現れ、身熱、煩熱して、時に頭汗が出るのは急で心煩するものであります。白虎湯証で熱気が内に伏しており、口舌が乾燥し、時に渇や背悪寒が見られる場合、これは逆で心煩です。酸棗仁湯証では表裏に熱はなく、眠むれないのですが、これは。虚で心煩なのです。承気湯証では表裏に熱があり、大便が鞕い。これは実で心煩です。煩という一つの事柄でもその変化はこの様に多端なのです。ましてや万病の病変は極め尽くすことは困難であるわけですが、しかし、要するに気血水の三物に乗じた病変の枠内のことであり、三極の道なのです。従ってこの三物によって証を推し量ればこの三要素に分けられない者は無いのです。本末で言うと証は末であり、物が本なのです。この本を知らないでどうしてその末を十分に分別できるでしょうか。よくよく考えて頂きたい。

〔附録二〕大塚敬節・矢數道明・清水藤太郎共著『漢方診療の實際』

大塚敬節・矢數道明。清水藤太郎共著　南山堂　三ー五頁より引用

気、血、水説

漢方では診断、治療に際して、気、血、水という潮念を用いることがある。この気、血、水の意味する内容は時代や流派によつて多少の相違はあるが、ここでは本書を読むにあたつての予備知識として必要な程度の説明をしておきたい。

中国では既に古く戦国時代の末期の著作であると云われている呂氏春秋に、「気」が人の生死と疾病の成立を支配することをのべ、陰陽の気の結合によつて人が生まれ、陰陽の気の分離することによつて人は死ぬ。そして病気は気の欝滞によつて起ることを説いている。従つて中国では古くから病気が陰陽の気の偏勝や循行の停滞によって起るとした。

気は形がなくて働きだけがあるもので、血や水を動かす力である。そこで気が欝滞すれば、血や水の運行も渋滞することになる。従って瘀血や水毒を治する薬方が、血や水に働く薬物の外に、気の運行を円滑にする薬物が配剤されているのはこのためである。気に働く薬物の中には桂枝・厚朴・蘇葉などがあり、桂枝は気の上衝を治する効があるから、駆瘀血剤や利尿剤に度々配剤される。気は病気の際には上衝し、或は欝滞する傾向がある。気の上衝には桂枝が用いられて、気の上衝を治し、気の欝滞には蘇葉や厚朴が用いられて、欝を開いて気の運行をよくする作用があるから、これらの薬物の配剤された半夏厚朴湯は気のめぐりをよくして気欝を治する効がある。大承気湯や小承気湯などの承気という意味は、順気即ち気をめぐらすことをいう。

血證の中で特に重要なものは瘀血の診断である。瘀血の瘀は瘀滞の意味であるから、瘀血とは瘀滞せる血液の意味である。

瘀血のある患者の自覚症状としては、口が乾燥して、水で口をすすぐことを欲するが飲みたくないという症状、他覚的に腹部の膨満がないのに自覚的に腹満を訴えること、全身的または局所的に煩熱感のあること、口が渇いて熱がある

ようで熱のないこと（これは脈を参照して判断する）、皮膚や粘膜の紫斑点、青筋及び皮膚の甲錯等も瘀血の症状である。また舌の辺縁に暗紫色が現われ唇が蒼くなること、大便の色が黒いこと、出血の傾向のある場合も瘀血の存在を疑わねばならない。なお瘀血のある者の脈は沈濇微、大遅等を現わすことがある。瘀血患者には特定の腹證を呈することが多い。即ち主として下腹部に於て抵抗と圧痛を訴え、これが左側に現われ易いが、右側に偏するものもある（腹證の條五一頁参照）。

駆瘀血剤としては桃仁、牡丹皮、水蛭、虻蟲、䗪蟲がある。

漢方医学で痰というのは、今日の喀痰を指すのではない。痰は淡即ち水のことであって、喀痰もその中に包含されている。痰はまた痰飲ともいい、共に水毒を指している。古人が「怪病は痰として治せよ」といったが、これは診断のつきにくい不可解な病気は水の変として治療せよということである。後藤良山は万病は一気の留滞によって生ずと提唱したが、水の運行分布の変によって起る病気も頗る多く、「怪病を痰の変」とみる説が行われたわけである。

身体内の水の代謝に障害が起って、その運行分布の状態が円滑を欠くと、金匱要略の痰飲病・水気病などの條下にみられる種々の症状が惹起される。また外邪によって水の代謝に変化が起り、風湿とよんだ病気が惹起されることもある。水の変によって起る病気は、同時に気や血の変化を伴うことが多く、その症状は千変萬化で頗る多いが、その中で最も度々みられるものに、次の如きものがある。心下部の振水音・腹中雷鳴・下痢・嘔吐・便秘・尿利減少・多尿・浮腫・動悸・眩暈・耳鳴・頭痛・倦怠感・喀痰や唾液の分泌過多・關節痛・喘鳴・咳嗽・口渇・多汗・無汗等である。

水の代謝に関係してその調整を図る薬物では、茯苓・朮・澤瀉・猪苓・木通・麻黄・細辛・防已等が最も頻繁に用いられるものである。吉益南涯はすべての病状を気血水説で説明し、また薬物を気に働くもの、血に働くもの、水に働くものの三つ分類して、これによって方意を説明した。宇津木昆台もこの説を踏襲して古訓医傳を著わしたが、両者ともに自説を主張せんがために、牽強附会の説がみられるのは、惜しむべきことである。

気血水は既にのべたように、気だけの病、血だけの病、水だけの病ということは少く、これらが互に影響し関連しているのであるから、気鬱病の中に水に働く薬物や血に働く薬物が配剤され、瘀血の治療に気や水に働く薬物が配伍されるのは当然である。

〔附録三〕 長濱善夫著 『東洋医学概説』

長濱善夫著　創元社　七十八‐九十五頁より引用

（二） 気血中心の病理思想

臓腑中心の病因病理思想は、あまりに形式的論議に過ぎて、実際の臨床適用に困難を感じられたところから、これを再編成する必要があった。

そこで、さらに後世になると実地医学の立場から、整理され簡易化されるようになって、しだいにその形式が変わってきた。とくに中国医学が日本に移入されるようになってから、独自に再編されて、新しい病理思想へと発展した。特記すべきことは、臓腑経絡を中心とした病因論が、気血を中心とした実証的な病理論に転化したことである。

明に留学して李朱医学をわが国に移入した先駆者として知られている田代三喜は、外因となるべき六気のうち、とくに風と湿とを重視し、体内にあってこれを受け入れ、影響を受けるべきものとして気・血のほかに、もう一つ「痰」という要因を設定した。痰は淡に通じ、体内の水分（とくに病的なもの）を指したものである。（注一）

ところが、三喜の医方を受け継いだ曲直瀬道三は、気・血・痰のほかに「鬱」という状態を重視し、これが気血、痰に影響して病気を生ずるという説をたてた。（注二） したがって、気を重視したわけである。なお、病因としては内傷と外感（内因と外因）とを取り上げている。

このような病理思想は、後に徳川時代になって、後藤艮山の一気留滞論に結集され、また吉益南涯の気血水説に転化した。

病因論としては、その後さらに古方の立場から宇津木昆台が風寒熱論を提唱してはいるが、気血水病理説を踏襲しているので本質的には変りはなかった。

そして、このような「気・血・水」中心の病理が、もっとも実際に即したものとして、今日まで東洋医学の代表的病理思想として伝えられているようである。

（注一） 痰は生理的体液、分泌物などの意味にも使われる。痰を特に取り上げたことは、湿を重視したことにも関連しているようである。後に水毒に似た湿毒という用語も生まれている。

（注二）欝とは鬱滞を意味する。欝という病的状態は古くから取り上げられていたが、これを重視したのは中国では朱丹渓（元の時代）で、とくに欝病説を立てたほどである。

二　気・血・水の病理

気血が生体の基本であるという理念に出発して、血を広く体液と解し、さらにこれを血液と、血液以外の諸体液とに分離した理念が気・血・水である。

気・血・水の不調は病気をおこす。しかしこの三要素のうち、いずれが主役を演じて病変をおこすかによって病状も異なり、治療方針も違ってくる。このような見地から気血水病理は構成されている。

そして、これらの病変は、気滞（気の変調）、血滞（血の変調、瘀血と通称される）、水滞（水の変調、水毒と通称される）というように、三要素の鬱滞として表現することができる。

（一）気滞（気の変調）

血も水も気の支配をうけて動かされているわけであるから、気の滞りがあれば血、水の循行も停滞する。「気諸病ヲナス」といわれ、気の変調が病理の原則になっていたのはそのためである。後藤艮山の一気留滞論の主旨もここにあった。血、水の変調があれば、二次的に気の変調も誘発される。そこで、気滞、鬱気というものを広く解すると、すべての疾病に適用することができるわけである。

このことは、疾病の治療に用いられる薬方の中に気剤（気滞を解消する薬能をもった薬物）が配合されているものが多いことをみてもわかる。

気剤として、代表的なものは、桂枝、厚朴、紫蘇子（葉）などである。

また、病症としてみれば、各種の神経症状が気の変調に当たる。また今日広く神経症として取り扱われる各種の機能的障害、精神的変調などは、すべて気の滞りとみなされるものである。

また気の変調は、詳しくいうと、気鬱のような静的なものと、気逆（気の上衝）のような動的なものとを分けることができる。

桂枝湯（桂枝・芍薬・大棗・生姜・四・〇、甘草二・〇）は上衝、頭痛などを目標とした代表的な薬方である。そして、その主薬である桂枝が多くの薬方に配剤されていることから、とくに理念的に重要な基本薬方とされている（第十章参照）。

半夏厚朴湯（半夏六・〇茯苓五・〇生姜四・〇厚朴三・〇紫蘇葉二・〇）は気鬱に対する代表的な薬方である。ところがこの組成をみると、厚朴、紫蘇葉などの気剤のほかに半夏、茯苓などのような水の滞りを解散させる薬能をもった駆水剤がむしろ主位におかれている。また桃核承気湯（桃仁五・〇桂枝四・〇芒硝二・〇大黄三・〇甘草一・五）はその名の示すとおり、気の変調を調整する順気の薬方の一種であるが、気剤（桂枝）よりも、むしろ血の滞りを解消させる薬能をもつ駆瘀血剤（桃仁）が主薬になっている。桃核とは桃仁の別名である。

このように、実際には症状によって、気剤のほかに、血や水の順行を直接促進させる薬物の配剤された薬方を用いなければならないのである。すなわち、理念としては、気の変調はすべての病気の主体ではあるが、実際の病気は気・血・水のからみ合った複合状態であることが多い。そして、そのどれが病気をおこす主役を演じているかということによって治療の方針（薬方の選定）も違うようになるのである。

【補遺】気滞と針灸
鬱を重視した曲直瀬道三や、気の鬱滞を第一義的なものと考えた後藤艮山は、いずれも灸法を賞用している。一般に針灸は、気の滞りを合理的に解消させる（気の変調をととのえる）適法とされている。

【備考】異常呼吸・腸内ガスと気
気はまた呼吸作用と関係あるものともみなされている。すなわち「肺ハ気ヲ主ドル」といわれていた。そこで、このことから、呼吸そのものの意味に転用されていることがある。
上気（呼吸促迫）、短気（呼吸困難）、少気（呼吸浅表または短少）などは、気をこの意味に使ったものである。
一方、気を気体と想定して、腸内ガスなどを気として取り扱うこともある。気滞の実体が消化管内のガスの停滞に関係していることがあるのはたしかである。曖気・臆気（おくび）、転失気（腸内ガスが転動して音を発するようになることをいう。俗に放屁に当てられている）などの用語がその例である。

（二）血滞（血の変調、瘀血）

血の変調が主体となっている特定の病的状態のことを、一般に瘀血といいならわしている。瘀血というのは、停滞した血液という意味（注一）であるが、一般に身体の各所、とくに皮膚・粘膜などに鬱血の徴候や出血傾向がみられるような状態をいう。すなわち広義に解すると、血液循環障害とみなされるものである。

しかし、瘀血という言葉は、狭義には、下腹部に触知される血塊を想像されるような硬結（いわゆる瘀血塊）または刺絡（瀉血法）によって排除されるいわゆる悪血、毒血などの呼称として用いられることもある。

瘀血の類語として、血証（血の変調の意味）、蓄血、積血（鬱積した血液の意味）、乾血（古くなって乾涸した瘀血の意味）などがある。古血というのは俗称であるが、停滞して久しくなった血液という意味で同様な状態を指したものである。また「血の道」と呼ばれる病症も血の変調の一種（とくに動的なもの）である。

血の変調には、多血状を呈する場合（血実）と貧血状を呈する場合（血虚）とがある。

さて、瘀血は、各種の病気の発現に関係し、また多くの慢性病の体質的基盤をなしているものである。そこで一見健康者とみなされるような人の中にも、よく調べてみると体質的傾向として、この種の特定の病的変調が少なからず発見される。（注二）

ところが、こうした特定の病的変調は、近代医学においては全くとり上げられていない。したがって、これが各種の病気の原因になるというような認識もなく、むろんその治療対策も考えられていない。

しかるに、東洋医学においては、これをもっとも重要な病理思想の一つとしていたため、対策も古くからできあがっていて、実地に即した病理説となっていた。東洋医学が、治療面において、近代医学の及ばない威力を発揮することがあるという必然性は、こういう点からも理解できるわけである。

〔注一〕瘀は淤に通じ、停滞を意味する。

〔注二〕戦時中、藤平健博士（千葉）の調査したところによると、当時健康男子とみなされていた兵員（陸軍）中、およその六六％に腹診上、瘀血の徴候が認められたとのことである。

症候

血滞の症候として、一般に挙げられているものには次のようなものがある。

〔1〕皮膚・粘膜・爪甲の暗（紫）赤色化（紫色またはどす黒い色調として認められる）血実のものでは、手足の皮膚が特有の紫赤色を呈していることがある。血虚のものは、一般に貧血状（蒼白）であるが、眼の周囲、唇などが黒ずんでいることもある。「さめはだ」を呈している（肌膚甲錯と表現される）ことも、その徴候の一つである。

〔2〕出血、溢血などの傾向（打撲の後など、とくにあざができやすい）

〔3〕婦人では月経異常（各種の異常をおこすが、時には月経血過少、無月経となるようなこともある）

〔4〕頭重、頭痛、肩こり、不眠または嗜眠、健忘、めまい、心悸亢進など

〔5〕のぼせ、移り気（瘀血にもとづく気の上衝など、気の変調がみられる）

〔6〕冷え、または熱っぽい（循環障害の徴候で、冷えは足腰に多い）

〔7〕食欲減退、腹部膨満感（とくに下腹部に著明である）、便秘。一般に空腹時でも、膨満感があり、ガスがたまりやすくなる。

〔8〕独特の腹証（下腹部に限局した特定の抵抗・圧痛や硬結などがある―下腹部反応）

腹証（下腹部反応）は、左下腹部にあらわれることが多いが、右下腹部（回盲部付近）にもみられる。しかし腹証に限らず、一般に左半身に異常があらわれることが多い。

腹証に関しては、なお第五章の「腹診」の項において詳説する。下腹部反応というのは著者の提唱である。これらの腹証の本態をすべて瘀血塊であるとみなすことには疑義があるので、腹診にさいしての反応と呼んだわけである。

血滞によっておこるとみなされる疾病．

血滞（瘀血）は、すでに一つの特定な病的状態であるから、独立した病名（近代医学的）をつけ得ない場合が少なくない。体質的傾向として、いわば疾病以前の状態であることも多いし、慢性病の発病をうながし、またその治癒をさまたげて

いるとみなされることも多い。

血滞によって、どんな疾病がおこるか、次にそのおもなものな挙げてみよう。

〔1〕慢性消化器病（胃酸過多症、胃潰瘍、胃癌、虫垂炎、慢性便秘、痔疾など）

〔2〕動脈硬化症、高血圧症、脳出血など

〔3〕各種の婦人病（ヒステリー、血の道症、帯下、不妊症、更年期障害、子宮後屈症、子宮筋腫など）

〔4〕蕁麻疹、湿疹などの皮膚病

〔5〕坐骨神経痛、腰痛、神経症、精神異常などの一部

〔6〕泌尿器（性器）病の大部分

〔7〕肺結核その他の結核性疾患

〔8〕その他、気管支喘息のような慢性疾患

これらの疾病にかかった患者についてみると、実際に瘀血の徴候が顕著に認められることが多く、またこれを解消させるような治療によって意外に好転する。例えば、喀血をくりかえすような肺結核患者の大部分にこれがみられ、そして駆瘀血剤の服用によって病状が改善されることが多い。

成因

瘀血がいかなる原因でおこるかということについては論議が多く、今なお定説というべきほどのものはないが近代医学の立場からみたものとしては、次のような諸説がある。最も古いものには湯本求真氏の説があり、その後、間中喜雄博士（神奈川）らが、これに批判を加え、多少の補正がなされている。その要点を挙げてみると次のとおりである。

〔1〕遺伝体質（とくに母体の体質が伝えられる）による—湯本

〔2〕月経血の停滞、打撲による皮下溢血、熱性疾患による溶血などが原因となる—湯本

〔3〕門脈系を中心とする循環障害がその本態であろう—湯本・間中

〔4〕肝障害と消化器障害との悪循環によって助長されておこる—間中

〔5〕ホルモン系、植物神経系の失調が重大な関係があるらしい—間中

右の中、〔1〕〔2〕〔3〕の湯本説については別に詳記（【備考】）するが〔4〕の間中説は〔3〕を肯定したうえで、一歩進めたもので、これに関して、さらに大局的に〔5〕の推論がなされているわけである。

〔6〕病巣感染との関連—藤平

身体のどこかに、原病巣（Focus 焦点の意）があって、これがもとになって遠隔諸臓器組織に反応性の器質的または機能的障害をおこすことを病巣感染（Focal infection 焦点伝染と直訳されていた）といっている。この発病機転は、瘀血による発病とまことによく似ている。

そこで、この場合の Focus と想像されるものの本体が実は瘀血そのものであり、また逆に Focus から血液中に流出した物質が瘀血形成の一因になっている場合も考えられる、と論じたものである。

この論説は、藤平健博士が、昭和十五年に千葉医科大学の学内雑誌（「大学文化」）に発表したものである。ただし、この説もまた湯本説を前提としている。

【備考】瘀血に関する湯本説

瘀血に関する湯本求真氏の諸説は、今日からみれば多分に憶説的な点もあるが、示唆に富んだ一面もあり、歴史的なものとして一応知っておく必要があるので、ここの付記することにした。

「皇漢医学」第一巻（湯本求真著、全三巻、第一巻は昭和二年初版発行）における湯本氏の諸説を要約（著者意訳）すると次のとおりである。

『婦人において、月経障害によって月経血の排出がさまたげられ、または閉止すると、非生理的血液である月経血は瘀血となる。これは毒性を有し、抗菌力を失ったものであるから細菌の寄生繁殖をも容易にする。

この瘀血が久しく停滞して高度となると、子宮およびその隣接器官の血管内に沈着するばかりでなく、全身に循環して、各種の臓器組織内に沈着して、血塞を生じ、心臓、血管壁に沈着して諸病症を誘発するようになる。

婦人は、このように月経障害や、産後の悪露停滞などによって瘀血を生じ、また男子は遺伝その他の関係によって腹内に瘀血を蔵するようになり、身体各部に疾病を誘発する。

男子に瘀血があるのは、遺伝のほかに、打撲などの外傷による溢血（これはすでに生理的状態に復帰しない死血である）

が、漸次血管内に吸収されて生理的血液とともに体内を循環して各種疾患の源泉となること、および熱性病によっておこる溶血症のために生じた溶血は非生理的血液で、将来各種の病症を誘発すること、などによるものである。』

このうち、月経不順により瘀血を生ずるという考え方や、遺伝説などは、湯本氏以前、すでに江戸時代の医家（原南陽など）も提唱している。

次に湯本氏は瘀血の腹証（下腹部にあらわれる特定の徴候）の発現理由に関して、次のような説をなしている。

〔1〕腹腔は、身体中最大の腔洞で、多量の血流を受容しており、最下位の骨盤腔内に沈着しやすく血塞を形成しやすい。血塞が一定度以上の大きさになると腹診時の目標（腹証）となる。

〔2〕門脈（腹腔内諸臓器組織の静脈血と腸管より吸収された乳糜とを肝臓に輸送する任務をもった静脈）に基因するもので、この静脈は弁膜装置がなく、下流の肝内静脈は多数の分支があり、また肝実質内を通過して低抗が大きいため血圧が微弱で逆流しやすい。もし瘀血があればこの血圧がなくなり、または陰圧を生じて逆流するようになり、静脈の本源である腹内諸臓器組織の血管内に瘀血が沈着し、血塞をつくる。とくにその本流の観ある下腸間膜静脈の起始部（下腹部）は、もっとも血塞を生じやすいことになる。

〔3〕婦人においては、前述の通り、月経血の停滞、産後の悪露停滞などによっておこる。

右のように、湯本氏の説は、瘀血を非生理的血液と定義し、瘀血の腹証（瘀血塊）の本態を血塞とみなすことにもとづいたものである。

さらに、瘀血は左側に停滞することが多いという傾向に対して湯本氏は、総頸動脈、腹部大動脈、子宮動脈などの解剖学的走向の左右不同の点を挙げて「身体の左半身は右半身に比較して血液量が多くなる傾向があるので瘀血も多くなる」と論じている（大正六年発行「応用漢方医学解説」）。

治療

瘀血(血滞)を解消するためには、主として駆瘀血剤と呼ばれる特定の薬物が用いられる。おもなものは次の三群である。

〔1〕桃仁　牡丹皮　芍薬
〔2〕当帰　川芎
〔3〕水蛭　慶虫　虻虫　乾漆（注一）

このうち、〔1〕は陽の傾向のものに使う冷（寒）の駆瘀血剤であり、〔2〕は陰の傾向のものに使う温性の駆瘀血剤である。また〔3〕はとくに古くなった瘀血を下す目的に使われる。（注二）

〔注一〕水蛭は、血を吸う習性のあるヒルを乾燥したもの、慶虫は中国産ゴキブリの雌虫、虻虫は動物の血を吸う習性のあるアブ、乾漆とはウルシ液を自然乾涸させたものである。

〔注二〕清水藤太郎博士は、このほか、敗醤、紅花、香附子、土瓜根、川骨、牛膝、荷葉、益母草、蠐螬なども駆瘀血剤として挙げている（「実験漢方医学叢書薬物編」「国医薬物学研究」）。

したがって、これらの配剤された薬方もまた駆瘀血作用をもつものであるとみなされるわけである。

しかし、このほか、広義の血滞に対しては、上部の充血、出血傾向などを目標とした黄連、梔子、黄芩（およびこれらを含んだ薬方）なども加えることができる。

薬方として代表的なものは、次のような三群のものである。

〔1〕桃核承気湯（桃仁五・〇桂枝四・〇芒硝二・〇大黄三・〇甘草一・五）、大黄牡丹皮湯（大黄二・〇牡丹皮・桃仁・芒硝四・〇瓜子六・〇）、桂枝茯苓丸（桂枝・茯苓・牡丹皮・桃仁・芍薬各等量）、その他

〔2〕当帰芍薬散（当帰・川芎三・〇芍薬・茯苓・朮・沢瀉四・〇）、芎帰膠艾湯（川芎・甘草・艾葉三・〇当帰・芍薬四・五乾地黄六・〇阿膠三・〇）、四物湯（当帰・川芎・芍薬・熟地黄三・〇）その他

〔3〕下瘀血丸（大黄一六・〇桃仁七・〇慶虫三・〇）、抵当丸（水蛭・虻虫・桃仁一・〇大黄三・〇）、大黄慶虫丸（大黄、黄芩、甘草、桃仁、芍薬、地黄、乾漆、虻虫、蠐螬、水蛭、慶虫などより成る）

〔1〕は主として血実（陽）のものに用い、〔2〕は主として血虚（陰）のものに用い、〔3〕は特殊なもので古くなった瘀血に用いられる。

ただし、瘀血（血滞）によっておこる症病に対しては、必ずしも右のような薬方（駆瘀血剤を含んだ）を用いないでも治療することができる。しかし、根本的な治療を期するためには、少なくとも駆瘀血剤を併用または兼用すべきである。

また、薬物療法に限らず、針灸、とくに刺絡（瀉血法）によって治療することもできる。

【補遺】瘀血と肝経

瘀血のある病体についてみると、経絡的には肝（足の厥陰）経を中心として、胆（足の少陽）経、三焦（手の少陽）経などに異常があらわれ、また胃（足の陽明）経などに波及していることもある。肝経（したがって肝臓）を中心として異常があらわれることは「肝ハ血ヲ蔵ス」という古書の論説とよく符合している。また肝障害、門脈系の異常が瘀血の成因であろうという説とも符合している。

なお、引経報使説（第九章参照）によると駆瘀血剤の大部分のものは肝経に入るものとみなされている。

（三）水滞（水の変調、水毒）

水の滞り（水の変調）とは体液の偏在がおこった状態をいう。すなわち、体内に水分の代謝障害がおこった状態である。新陳代謝機能の障害によって、病的な滲出液、異常分泌などをおこし、発汗、排尿などにも異変がおこることになる。そもそも人体の構成成分の六〇％以上が水分なのであるから、水の変調ということはまことに重大な病態であるわけである。

今日、一般に水毒という言葉が慣用されているが、これは水滞によって病気がおこり、またそのなおりをさまたげているという病因思想から生まれた言葉で、同じような意味で水邪ともいわれていた。

水の変調は気や血の変調とからみ合っておこることが多いことは前述のとおりである。

古書においては、生理的体液（血液以外の）を津液と呼び、病態における非生理的体液を痰または飲などと呼んでいる。（注）そして、痰飲（主として胃内停水を指す）、懸飲（側胸部の水滞、湿性肋膜炎・肺炎などの症候）、溢飲（皮下の水滞）留飲（心窩部の水滞）、支飲（心窩部の水滞、気管支炎・喘息などの症候）、伏飲（内部の水滞）などのように、水滞の部位や状態などを区別して表現されている。

このほか、浮腫の表現に風水（外邪と水）、皮水、裏水などがあり、水気病という病名や、風湿（外邪によっておこる水滞）などの用語もある。

〔注〕水という概念は、口から入った胃腸内の水や組織液などに限らず、各種の分泌液、炎症による滲出液なども含まれている。痰は、淡に通じ、水を意味したものといわれるが、とくに病的なものを指すようになっている。喀痰などもその一種とみなされたものである。そして、咳嗽（せき）、喀痰（たん）は東洋医学では水滞の徴候とみなされている。

飲とは、体内の水分は主として飲みものから摂取されるという考えから、水滞の表現に転用されたものである。水飲ともいう。

このほか、水滞の表現には、水気・宿水などの用語もある。

症候

水滞の症候とみなされているものは、次のように多種多様である。

〔1〕心悸亢進（動悸）、呼吸困難（息切れ）、喘鳴、咳嗽、身体倦怠、便秘、悪心、嘔吐、下痢（水瀉性）、冷え

〔2〕分泌障害（唾液、涙の分泌過多、喀痰、多汗・無汗）、排尿状態の異常、口渇または水を嫌う傾向

〔3〕眩暈（めまい）、耳鳴、頭重、頭痛、各種の疼痛（関節痛、胸痛、各種神経痛）、震顫（ふるえ）、痙攣

〔4〕他覚的徴候―胃内停水（心窩部に振水音がある）、腹中雷鳴、浮腫など

〔付記〕頭重、頭痛、神経痛などは、血滞によるものもあるので、必ずしも水滞の固有症候ではない。

水滞によっておこるとみなされる疾病

水滞も血滞と同様に、独立した病名をなしたものより、疾病以前の体質的傾向として認められることが少なくない。しかし、次に挙げるような各種の疾病は、水滞が基盤となっているとみなされることが多い。

〔1〕胃下垂、胃アトニー、胃腸カタル

〔2〕気管支炎、気管支喘息、肺炎、肋膜炎（とくに湿性）

〔3〕心臓疾患

〔4〕眼疾患の一部（結・角膜炎、網膜炎、視神経炎）

〔5〕神経症、ヒステリー、各種神経痛

〔6〕腎・膀胱疾患
〔7〕関節リウマチ、糖尿病、脚気、悪阻

成因

水滞現象の本態に関しては、まずは水毒という思想から
〔1〕広義の腎性自家中毒症として説明されていた（湯本）。ところが、これに対して
〔2〕間脳・脳下垂体付近の変状に由来するものであろう（藤平）
という推論が提唱される。藤平健博士は、水毒性眼疾患とみなされる慢性軸性視神経炎（水滞の全身症状をともない、眼底に浮腫に似た白色乳状反射が認められる）患者に苓桂朮甘湯を投与して検索した結果から、この眼疾患の本態と照らし合わせて、水滞現象（水毒）の本態を、このように推論したのである（昭和三十年「漢方の臨床」二巻一号）。

なお、水滞による各種障害の発生機転に関しては
〔1〕組織機能が減弱し、組織の膨化弛緩をきたす
〔2〕組織液の停滞によっておこる物理的圧迫症状
などが考えられている。

治療

主として駆水剤（利水剤ともいわれる）と呼ばれる特定の薬物が用いられる。
おもなものは
茯苓、朮（白朮、蒼朮）、沢瀉、猪苓、半夏、生姜、乾姜、木通、麻黄、杏仁、黄耆、細辛、防已、呉茱萸などであるが、
薬方としては、これらの加味された次のようなものが用いられる。
茯苓沢瀉湯（茯苓・沢瀉四・〇朮・生姜三・〇桂枝二・〇甘草一・五）
猪苓湯（猪苓・滑石・沢瀉・阿膠三・〇）
五苓散（沢瀉六・〇猪苓・茯苓・朮四・五桂枝三・〇）

苓桂朮甘湯（茯苓六・〇桂枝四・〇白朮三・〇甘草二・〇）
大青竜湯（麻黄六・〇杏仁五・〇桂枝・生姜・大棗三・〇甘草二・〇石膏一〇・〇）
小青竜湯（麻黄・芍薬・乾姜・甘草・桂枝・細辛・五味子三・〇半夏六・〇）
越婢加朮湯（麻黄六・〇石膏八・〇生姜・大棗三・〇甘草二・〇）
人参湯（人参・甘草・朮・乾姜三・〇）
真武湯（茯苓五・〇芍薬・生姜・朮三・〇附子一・〇）
呉茱萸湯（呉茱萸三・〇人参二・〇大棗・生姜四・〇）
当帰四逆加呉茱萸生姜湯（当帰・桂枝・芍薬・木通三・〇細辛・甘草二・〇大棗五・〇呉茱萸二・〇生姜四・〇）
防已黄耆湯（防已・黄耆五・〇朮・生姜・大棗三・〇甘草一・五）

これらの薬方の用法にはそれぞれ指示がきまっている。すなわち、患者の病的傾向（陰・陽、虚・実）または体質的傾向に応じて選用されるのである。

そして、いずれも発汗または利尿によって病的状態（水滞）の解消をはかることを目的とした薬物が多く配合されている。

しかし、必要に応じて下剤を加味することもある。

また、水滞ばかりではなく、気・血の変調をともなっている場合には、それらに対処すべき薬物も加味された薬方を選用することになる。

例えば、右に挙げた薬方中の当帰四逆加呉茱萸生姜湯や、当帰芍薬散（血滞の項に挙げてある）などは、その組成薬味よりみても駆水と駆瘀血の方意を兼ねていることがわかる。

【補遺】水滞と針灸療法

水滞の患者についてみると、経絡的には、心（手の少陰）経、腎（足の少陰）経、膀胱（足の太陽）経などに変動があらわれることが多く、針灸療法によって治療することもできる。

〔附録四〕藤平健・小倉重成著『漢方概論』

藤平健・小倉重成著　創元社　八十四－百頁より引用

気・血・水

気・血・水というものさし

いままでに述べてきた陰陽、虚実、表裏、寒熱というものさしは、体力と病毒との戦いの進行につれての、病気の流れによる時期の変移、体力の量的消長ならびに質的過不足、戦場の推移、戦闘の白熱化の変化などを表わすものさしであった。

ところが、この気・血・水というものさしは、それらとはいささかおもむきを異にしたものさしなのである。このものさしは、体力と病毒との戦いの進行につれての変化ということにはあまり関係がなく、病気の各時期において、この三者のいずれかが、あるいは単独に、あるいはその幾つかがもつれあって、強く、または弱く、種種の程度の変化を起こして、病状を修飾するものなのである。言うなれば、陰陽という縦糸と、虚実という横糸で、織り成されていく病気という織物に、気・血・水という別の糸が織り込まれて、千変万化の模様を描きながら、病気という織物が織り進んでいくのだ、と考えてもよいであろう。

なお、この気・血・水というような素朴で且つ原始的な一種の液体病理概念は、原始経験医学では、共通して考えつく性質のものであるらしい。すなわち、古代エジプト医学では土・水・火・気・血というような原始液体病理説を唱え、古代インド医学では地・水・火・風という四大不調の説を立て、古代ギリシア医学では風・火・水・土というような四元素説を用いた。

このように、液体病理概念の点では、傷寒論系の医学も、他の国の医学も、明らかに共通性をもっているが、陰陽・表裏というような概念で病気の時間的な流れを明確に打ち出している点で、傷寒論系の医学は、他の国の医学とは、かなりはっきりとした差異をもっていると考えてよいであろう。

〔I〕気

『傷寒論』の中に、「気、少腹より心に上衝し」「気、胸に上衝し」などとあるのがこれで、気とは、働きだけがあって、形のないもので、血や水とともに、身体の内を順行しているものと考えられている。そして、呼吸によって天の気が、また穀物を食することによって地の気が、それぞれ体内に取り入れられ、それらが一緒になったものが気となって体内をめぐる、と考えられている。

この気の順行が、何かの原因で阻害されると、種々の異常が起きてくるが、その異常を大きく分けて、「気の上衝」と「気の鬱滞」の二つとする。

〔1〕気の上衝

順行しているべき気が、上方に衝きあがってしまって、下の方に行かなくなるというのが、気の上衝といヶ状態である。このように気が上に衝きあがってしまうと、のぼせて顔がほてったり、さらにその状態がひどくなると頭痛が起きてきたりする。そのほか、日まいや動悸などがすることもある。そして、気が下方にめぐらないために、血液の順行もさまたげられて、多くの場合、同時に足が冷える。健康な時には、頭部は冷えていて、足が温かい、すなわち頭寒足熱の状態なのであるが、気の上衝が起こると、これが逆になり、頭熱足寒という状態を呈することになる。俗にこれを「冷えのぼせ」「のぼせ冷え」などと言う。

ところで、気・血・水の三者のうちで、気は最も主たる存在で、血と水はやや従属的な関係にある、と考えられている。したがって、気が変調をきたせば、血や水もその影響を受けて、何らかの変調を起こすことが多い。また逆に、血や水が単独に変調を起こすこともむろんあるが、気がかかわり合ってくることも少なくない、しかしこのような場合、気の変調が主なのか、または血や水の変調が主になっているのかは、判定しにくいことが多い、

二、三の例を述べると、桂枝と甘草の二味から成る桂枝甘草湯は、動悸が甚だしいときの良方であるが、これは気のみの変調による動悸を治する薬方である。ところで、これに茯苓と朮が加わった苓桂朮甘湯となると、水の変調による立ちくらみ、すなわち起立性眩暈が主になって、動悸は従となる。『傷寒論』での両薬方の分量を見ると

桂枝甘草湯――桂枝四両　甘草二両

苓桂朮甘湯——茯苓四両　桂枝三両　白朮二両　甘草二両

となっていて、桂枝甘草湯では桂枝が君薬であり、苓朮甘湯では茯苓が君薬らしいことが推定される。したがって、前者は気の変調のみであり、後者は水の変調を主として、それに気の変調も加わっているものであることが想像される。また桃核承気湯は、桃仁五十個　桂枝二両　大黄四両　亡硝二両　甘草一両で、これまた桂枝甘草湯に桃仁、大黄、亡硝が加わったものと見られなくもないが、その断然多い桃仁や大黄の量から考えて、血の変調が主で、気のそれは従、とみるのが至当であろう。

ところで苓糧甘棗湯は茯苓半斤　甘草三両　大棗十五枚　桂枝四両　で、桂枝も茯苓も共にその主座を主張し合うという格好で、気の変調が主なのか、水のそれが主なのかは、にわかに判定しにくいという状態である。

気の上衝を治める薬剤の代表的なものが桂枝である。したがって桂枝の配剤された薬方には、程度の差はあるが、上衝という症状が伴うことが多い。

さて気の上衝のしかたには二つの状態がある、と私は考える。その一つは静的上衝であり、その二つは動的上衝である。

（a）静的上衝——のぼせ

この状態は、端的に言えば、いわゆる「のぼせ」である。顔がほてってしかたがない。ほてるだけのこともあれば、同時に手足が冷える場合もある。ほてりがさらに強くなれば、頭痛に変じたり、錯乱状態になったりすることもある。

この状態を呈する薬方としては、顔が酒に酔ったように赤くなり、ほてってしかたがない、という症状を呈する苓桂五味甘草湯や、のぼせて気持が悪く、顔も上気して赤く、激しいときには錯乱状態さえ呈する桃核承気湯などが、その代表的なものである。しかし前にも述べたように、桂枝の配剤された薬方には、大なり小なり、この型の上衝を伴うことが多いのである。

（b）動的上衝——奔豚

これは、前述の静的状態に対して、動きのあるのぼせの状態である。すなわち、下腹のあたりから何か妙な感じのものが突きあげてきて、頭頂まで衝きのぼり、のぼせて気持が悪くてしかたがない（桂枝加桂湯の証）、あるいは、その突きあげが胸のあたりで止まってしまって、それと同時に、臍のあたりで激しい動悸を感じ、何とも言えない不快感のために気も狂いそうになり、ときに暴れたりもする（苓桂甘棗湯の証）などの症状が、この型に属する。

このような動的な気の上衝を奔豚（または「ほんどん」）と言う。豚はブタではなく、ここでは「走る」という意である。すなわち「奔」も「豚」も共に走るで、からだの中を何かが走り上ってくる感覚に対して名付けられた症状名である。これら静的ならびに動的な気の上衝という状態は、現代医学的には、自律神経の失調による場合もあるであろうし、ヒステリーのような精神的異常によるものもあるかもしれないし、また現代医学的には全く説明のつかないこともあるのであろう。

このような動的気の上衝、すなわち奔豚に用いられる薬方としては、桂枝加桂湯、苓桂甘棗湯、奔豚湯などがある。

桂枝加桂湯は、平素からのぼせやすくて、しばしば発作的に下腹部から頭頂まで何かが突きあげてくる場合に、苓桂甘棗湯は、平素から臍の上または下に動悸を触れ、しばしば発作的に下腹部から胸のあたりに何かが突きあげ、臍上下の動悸が一層はげしくなるような場合に、奔豚湯は、発作的に下腹部から胸のあたりに何かが突きあげてきて、動悸が激しく、腹痛もするような場合に用いられる。

〔2〕気の鬱滞

これは気滞または梅核気などとも呼ばれる。何かが咽のあたりにつかえていて、咳ばらいをしてみても、あるいは唾を呑み込んでみても、依然としてつかえたままで、気持が悪くてしかたがない、という症状である。古人は、これを、気が咽のあたりに鬱滞して、このような症状をあらわすのだと考えた。このような症状を治める薬剤としては紫蘇葉、厚朴などがある。これらが配剤された半夏厚朴湯は気の鬱滞を治療する代表的な薬方である。

半夏厚朴湯の証として、『金匱要略』には「咽中炙臠（あぶった肉片）あり」とあり、さらに『千金方』では、これに付け加えて「之を吐けども出でず、飲めども下らず」としている。この症状を形容するのに、必要にして充分な名文と言うべきであろう。

この症状は、喘息や慢性気管支炎のさいによく出るし、ヒステリーやノイローゼの場合にもよく現われる。最近のようにガンが多くなってくると、言わばガン・ノイローゼとでも言うべき状態の一つとして、この頃では特に多くなってきた。いわゆる神経性咽頭狭窄症である。これらに対して半夏厚朴湯は偉効を発揮することが多い。しかし多くの場合、併存する他の薬方証と合方として用いられる。小柴胡湯半夏厚朴湯合方といったぐあいに。

〔Ⅱ〕血

気と同じように、体の中をめぐっていて、これが順調にいっていれば健康だが、そのめぐり具合に変調を来たし、どこかに鬱滞を起こすようになると、病的状態を塁する、という病理概念である。これを瘀血と呼んでいる。血は、現代医学での血液、リンパをひっくるめているものとみてよいと思う。瘀とは停滞の意で、すなわち瘀血とは、血液が停滞することによって起こる諸種の病的状態と考えてよい。

瘀血がある場合には、種々の自他覚症状が出現する。

〔1〕瘀血の自覚症状

月経の異常、便秘、頭痛、頭重、眩暈（めまい）、健忘、錯乱、のぼせ、手足の冷えまたはほてり、出血傾向、腹部の膨満感、皮膚の荒れ（術語では肌膚甲錯と言う）などが、瘀血のある場合の主な自覚症状である。しかし、これらの症状があるからといって必ずしも瘀血があるとはかぎらない。

〔2〕瘀血の他覚的症状

（a）外部症状

瘀血が存在する場合の皮膚の色、特に顔面の色は、浅黒いか、あるいはやや黒みを帯びた黄色を呈することがしばしばある。とは言っても、普通の皮膚の色であることの方が、むしろ多いのであるが。

口唇もまた黒味を帯びているとか、暗赤色であることがある。また逆に、口唇が異常に鮮紅色であるのも、瘀血の外候の一つだと指摘する人もある。

また、皮膚に表在性の鬱血がまだらに存在するものや、皮内で毛細血管が部分的に拡張して網状に透けて見える（これを細絡と言う。現代医学的には蜘蛛状血管 vascular Spider と言い、肝疾患などのさいに表われることがあると言われている）のも、瘀血の外候の一つと考えられている。

（b）腹部症状

瘀血が存在するときに現われる反応のなかで最も重要なのが、この腹部症状である。この腹候如何で、薬方がほぼ確定することもあるほどに、その重要性は高いのである。

この腹候は、腹筋の部分的緊張として触知されることが多いが、ときには、明らかにそれ以外の抵抗として、触知される場合もある。そして、これらの場所は、抵抗として触知されるばかりではなく、圧痛を伴う場所でもある。すなわち、指頭をもって、その部分を腹底に向かって圧迫を加えると、上または下に、ビーンとひびくような圧痛を自覚する。私はこれを放散する圧痛と呼んでいるが、とにかく一種の圧痛を形成しているわけである。これらの圧痛点は、臍の周囲と回盲部に出現することが多い。その主なものを次に挙げてみよう。

（i）臍傍圧痛点　臍の周囲、殊に臍を中心として、左右それぞれ斜下または斜上二～三横指の付近に、種々の程度の抵抗と、上方または下方にひびく圧痛がある。このなかでも臍の左斜下にみとめられる場合が最も多い。

もしこのこの抵抗・圧痛が、腹力の充実した腹状、すなわち実証の腹証にみとめられ、それに加えて、のぼせ、便秘、月経異常などの症状があれば、これを桃核承気湯の証とする。

もし同様の抵抗・圧痛があって、前者ほどには腹力の実証度が強くなく、便秘もなく、月経の異常や肩こりなどがある、という場合は桂枝秩苓丸の証とする。

もし同様の抵抗・圧痛があって、腹力、脈力ともに弱く、すなわち虚証であって、顔色がすぐれず、日まいや動悸がしやすく、頭が重かったり、足が冷えがちであったりすれば、これを当帰芍薬散の証とする。

（ii）回盲部圧痛点　回盲部付近に、抵抗ならびに上方または下方にひびく圧痛がある場合。

もしこれが実証の腹状に証明され、脈が緊または沈で力があり、便秘の傾向がある場合には、これを大黄牡丹皮湯の証とする。したがってこれは、実証の急性または慢性の虫垂炎にしばしば用いられ、且つ、よく奏効する。しかし虫垂炎に限ることなく、湿疹、痔核、脱疽その他にも、この腹状がそろっていれば、むろん応用してよいし、治効を治めることができる。

もしこの抵抗・圧痛があって、脈力、腹力ともにやや弱く、便秘がないようならば、これは虚実の間であって、腸癰湯の証である。

もしこの抵抗・圧痛が弱くて、腹力もいっそう弱ければ、これは虚証であって、薏苡附子敗醤散の証である。

〔3〕瘀血の成因

瘀血という状態は、どうして起こるのであろうか、ということに関しては、従来、幾多の説がある。溶血、遺伝、月経の異常などが原因となるとする説（湯本求真氏）、血室とは肝臓を指しているものと考えられ、熱が血室に入ることが瘀血成因の一つになるのではないかとする説（矢数道明氏）、種々の原因で起きた肝毛細管の血液抵抗増加が、門脈系の鬱血を来たすのが原因となるとする説（間中喜雄氏）、病巣感染が一役買う場合があるとする説（藤平）などが唱えられているが、いずれも推論の域を出ていない。おそらく単一な原因ではなく、諸種の要因が絡み合って起きてくるものであろうが、間中氏の門脈鬱滞説は、いろいろの点で、現代の医学徒を納得させる点が多いように思う。

〔4〕瘀血の頻度

かつて、私が軍隊に召集になっていたときに、近衛歩兵第二連隊の、一応健康とみられる兵約一千名について、先に述べたような瘀血の腹候を調査してみたことがある。その結果は、66％の高率に、瘀血の腹候を認めたのである。この事実は次のようなことを考えさせる。

① 瘀血の腹候をもつものは予想以上に多い。

② したがって、この腹候をもつものすべてに瘀血があると断定してよいかどうかということについても、一応問題がある。

③ もしこれを、みな瘀血の存在とみとめるとすれば、瘀血は広く各種の疾患にわたってその基盤をなしている可能性がある。

④ 瘀血の腹候があるからといって、常に駆瘀血剤（瘀血を駆逐する薬方）を投与しなくてはならぬとは限らない。これは、胸脇苦満がみとめられるからといって必ずしも柴胡剤を投与しなくてよい場合があるのと同様である。

〔5〕瘀血の圧痛点の正体

瘀血存在の最も有力な証拠となるこの腹候の正体は、いったい何であろうか。古人は、素朴な考えから、古い汚れた血液のかたまりだと考えたが、そのようなものが腹腔中に存在しうるはずがない。竜野一雄氏の発表や、杏林大外科教授の鍋谷欣市氏の談話によると、顕著な瘀血の腹候をみとめた患者を手術したときに、特に注意して圧痛点付近をよくしらべたが、腹壁内側や腹腔内に、それに一致するような、いかなる変化もみとめることができなかったと言う。そしてみると、これらの抵抗ならびに圧痛は、皮膚または筋肉に現われてくる局限性の変化なのではなかろうか。そしてこれは、ヘッド氏帯や小野寺氏圧痛点などと同じく、内臓その他の或る種の変状の投影ないしは反射なのではなかろうか。

〔6〕瘀血に用いられる薬剤および薬方

瘀血を体外に排出し去ると考えられている薬剤としては、実証では桃仁、牡丹皮、虚証では当帰、川芎、敗醤、土瓜根などがある。

また、古くて固着していると考えられる瘀血に用いられる薬剤としては、水蛭、虻虫、蛴螬、䗪虫、乾漆などがある。

実証の瘀血に用いられる薬方としては、桃核承気湯、桂枝茯苓丸、大黄牡丹皮湯、下瘀血湯、下瘀血丸、抵当湯、抵当丸がある。

虚実間の証の瘀血に用いられる薬方としては腸癰湯がある。

また虚証の瘀血に用いられる薬方としては、当帰芍薬散、薏苡附子敗醤散、土瓜根散、芎帰膠艾湯、大黄䗪虫丸などがある。

〔7〕瘀血の種類

瘀血には、新しい瘀血、陳久な瘀血、古く固着した瘀血の別がある、と古人は考えていた。その区別は必ずしも明確ではないが、桃核承気湯、大黄牡丹皮湯、桂枝茯苓丸、当帰芍薬散などを用いる場合に対象となる瘀血は比較的新しいものに属し、下瘀血湯、下瘀血丸、抵当湯、抵当丸などを用いる場合の瘀血は古くて固着したものに属し、大黄䗪虫丸などを応用する場合の瘀血は陳久な瘀血と見なされているようである。

これらを現代医学的に考えて、どのように解釈してよいものかは、全く見当もつかない。

〔Ⅲ〕水

既に述べた「気」も「血」も、体内を循環しているものであったが、「水」は以上の二者とはいささか趣きを異にしていて、必ずしも循環するとは限らない。水の変調とは、一口に言えば、体液の偏在なのである。この水の変調を原典の『傷寒論』や『金匱要略』では、水、飲、痰などと呼んでいるが、後世になって、これを水毒と言うようになった。

水毒を一応定義するとすれば、「正常ならば、留滞または偏在しない組織または器官等に、水分が留滞することによって、局所的に、または全身的に、諸種の症状を惹き起こしている状態」と言ったらよいかと思う。

〔1〕水毒の種類

その留滞する場所や仕方には、種々の状態があるわけであるが、『金匱要略』では、これを次のように区別している。

(a)痰飲

胃のあたりに水分の留滞がある状態で、上腹部を指頭で叩くと、ポチャポチャというような音がすることで、これを認めることができる。それを、現代医学では胃部の振水音または浅在性拍水音と言い、漢方では「胃内停水」と言っている。胃アトニー、胃下垂、胃拡張などがこれに該当する。

また水毒そのものを「痰」または「痰飲」と称する場合があるから、古書を読む際には、どちらを指しているかを識別する必要がある。

(b)懸飲

水分の留滞が「胸間に懸る」、すなわち側胸部付近にあって、体を動かしたり、手を挙げたり、咳をしたり、痰を吐いたりする拍子に、ひきつり痛むものを言う。湿性胸膜炎などがこれに該当する。

(c)溢飲

水分の留滞が主として四肢の皮下にあるもので、すなわち水腫または浮腫として見られるものを言う。腎疾患、心疾患、脚気などのときに該当する場合がある。

（d）支飲

水分の留滞が主として心窩部にあるもので、咳嗽が頻発し、呼吸の困難と促迫とが激しく、そのために横臥することができず、物に寄り掛かってようやく呼吸する、という状態を言う。心不全、心臓性または気管支性の喘息、肺水腫、肺壊疽などがこれに該当する。

（e）伏飲

水分の留滞が潜在していて、そのために水分の停滞を証明するのに、これという捉え所がないが、筋肉の痙攣とか、眩暈（めまい）とか、によってその存在の見当がつくものを言う。

（f）留飲

水分の留滞が心窩部にあって、胃痛、背痛などを起こすものを言う。慢性胃炎などがこれに該当することがある。

（g）風水

水分の留滞が皮下にあって、それに加えて表熱があるものを言う。急性胃炎などで、悪寒、発熱があって、浮腫を来たしているような状態がこれに当たる。

（h）皮水

表熱がなくて、皮下に水分の留滞があるものを言う。慢性疾患などの一般の浮腫がこれに当たる。

（i）裏水

皮下には水分の留滞を認めなくて、裏に留滞があるものを言う。

〔2〕水毒の自他覚症状

自覚症状としては喘鳴、咳嗽、眩暈、筋肉の搐搦（ピクピクする痙攣）などが、その代表的症状であるが、このほか水分と関係がある尿、汗、唾液、鼻汁、涙などの分泌異常（過多または過少）もまた水毒の症状であり、さらに動悸、耳鳴、震顫（ふるえ）、頭痛、腹中雷鳴、下痢、不眠、便秘、嘔吐、関節痛、神経痛、口渇なども、水毒によって起こる場合が多いと考えられている。

他覚症状としては、浮腫、胃部の振水音、水太りを思わせる肥満などが、その主なものである。

〔3〕水毒に関係のある疾患

水毒に関係のある病気としては、胃アトニー、胃下垂、胃拡張、急・慢性胃炎、腎疾患、心疾患、ノイローゼ様疾患、神経痛、リウマチ、関節炎、胸膜炎、脚気、気管支炎、肺炎、喘息、慢性軸性視神経炎、結膜炎ならびに角膜炎の一部、湿疹、常習頭痛、膀洸炎などがある。

〔4〕水毒に用いられる薬剤および薬方

水毒を治療するには、留滞し偏在している体液を取り除けばよいのであるから、常識的にも、利尿をつけるのが最もよい方法であると見当がつく。事実その通りで、利尿作用によるものが断然多いが、状態によっては発汗させ、または吐かせることによって、目的を連する場合もある。

水分の留滞を解消させるのに役立つ薬剤としては、茯苓、朮、沢瀉、猪苓、麻黄、木通、防巳、黄耆、半夏、生姜、杏仁、細辛、商陸、呉茱萸、附子などが挙げられる。

水毒を治療する薬方としては、五苓散、猪苓湯、沢瀉湯、小青竜湯、越婢湯、越婢加朮湯、茯苓飲、茯苓沢瀉湯、木防巳湯、木防巳去石膏加茯苓芒硝湯、麻黄附子細辛湯、呉茱萸湯、真武湯、人参湯などと、頻用の主なものだけを挙げても、このように多い。丹念に拾えば、この数倍の数になるであろう。

〔5〕水毒の成困

水毒を一口に水分の留滞ないしは体液の偏在と言っても、その留滞している水分なり、偏在している体液なりの実態は、胃炎や心疾患や脚気等の際にくる浮腫、湿性肋膜炎の胸膜腔の滲出液、胃アトニーの場合の胃液や食物の残渣の停滞、肺炎の場合の細気管支内への滲出物の留滞などと、仔細にみれば、その留滞している液体そのものも、また留滞や偏在の仕方にしても、種々雑多である。ただ共通するのは、水様のもの、液状のものの存在ということだけであって、これが正常値を越えて存在する、ということのみである。

現代人ならば、ここに物理的な共通性は見出し得ても、医学的な共通性は、その片鱗すらも見出すことはしないであろう。古代人ならばこそ、これら一連の現象を、このような単純で素朴な概念で包括するというような、大胆なやりかたを、あえてなし得たのだと思う。

したがって、現代医学的には一見何のつながりもないと思われるような幾つかの疾患が、同一の薬方で治療するというような、現代医学的には、到底考えられもしないようなことが起きてくるのである。たとえば、腎炎、心臓弁膜症、脚気、気管支喘息などで、呼吸困難、心窩部の強い抵抗ならびに圧痛、咽の渇き、小便の不利、浮腫などの症状を呈する場合には、それらの原因がそれぞれ異なる疾患が、水毒治療の薬方の一つである木防已湯という同一の方剤で、確実に軽快ないしは治癒するのである。

ところで、病人を扱っていると、漢方的には、水毒という立場から関係があると考えられる幾つかの疾患が、同時にか、または時期を異にして、同一人に起きてくることがあるのに気がつく。たとえば、胃アトニーで治療していた病人が、たまたまカゼをひいたと思ったら、間もなくひどい咳をするようになって、小青竜湯の証を呈してきたとか、慢性腎炎の患者の既往症を仔細にしらべると、蕁麻疹、湿疹、胃弱などでしばしば悩まされていた、などということが判ることがある。

私自身のことを述べると、小学校二～三年生の頃、口の周囲から頬にかけて、いわゆるクサという湿疹ができて困ったことがある。越婢加朮湯で治ることが多い。小学校五～六年から中学一～二年にかけては、冬ごとに寒冷蕁麻疹に悩まされた。

高等学校二～三年のときに、カゼのあと、ひどい気管支炎を起こしてからは、カゼをひくと、数回に一度の割で、ひどい気管支炎を起こすようになった。しかしこれも、漢方の知識が強まるにしたがい、小青竜湯や麻黄附子細辛湯で防げるようになった。

大学入学の前後から、多いときでは週に一～二度、少ないときは年に数回という割で、激しい頭痛発作におそわれるというような常習頭痛が現われてきた。初めは呉茱萸湯でよかったが、これはやがて効かなくなり、苦心の末、ついに桂枝人参湯で根治に至らせることができた。

昭和二十年に復員して、秋から眼科学教室に復帰したが、その頃から羞明や眼精疲労を感ずるようになり、眼底を診てもらうと網膜の反射があって――これは網膜の浮腫と考えられている――明らかに軽症慢性軸性視神経炎である。全身症状としては、立ちくらみ、のぼせ、胃内停水などがあるので、半年以上の間、苓桂朮甘湯を連服して、胃内停水を除いてからは、ほとんどの症状が消失した。

以上の、私自身の幼児から現在に至るまでの疾病の経歴は、ほぼ一貫して水毒に関したものであり、したがってその治療もまた、水毒治療薬方によってきまりがついている。

このようにして見てくると、水毒性の疾患というのは、すでに或る体質ないしは水毒準備状態とでもいうようなものがあって、そのような者が病気に罹患した場合には、一連の水毒治療薬方のうちの、どれかの薬方の証を現わすことが多い、ということなのではなかろうか。

私が、かつて、軽症慢性軸性視神経炎患者四十数例について、詳細な自他覚症状の調査と、諸種の検査とを行なったところ、水毒性の病気の一つと考えられるこの疾患の八割以上が、苓桂朮甘湯証を呈しており、しかもその大部分が、間脳脳下垂体付近の或る種の変状に関係があるのではないか、との結論に達した。この疾患が青少年に多く、放置しても、四十歳前後を境として消失することから考えても、この或る種の変状というのは、おそらくその付近の浮腫様の変化ではないかと推察される。

これらのことを考え合わせると、「水毒質」とでも言うべき一種の体質ないしは体質的傾向があって、このような人は、間脳脳下垂体付近の異常を呈しやすく、またアトニー性体質に傾きやすい。そして、水分留滞の準備状態を常にもっていて、場合場合の病変に応じて、あるいは網膜に、あるいは気管支に、あるいは肺に、あるいは胃にと、水分を留滞しやすからしめるのではなかろうか、とも推定される。

しかし、水毒という状態もまた、瘀血同様に、いやむしろ瘀血より以上に、極めて複雑多岐な様相を呈するものであるところからみて、単一な原因ではなく、その成因には、かなり多くの因子の絡み合いがあるのではないかと想像される。

〔附録五〕和田正系　『吉益南涯について』

『漢方の臨床』十四巻　一九六七年　七〇‐七九頁より引用

吉益南涯、諱は猷、字は修夫、幼名を大助、後に周助と称す。吉益東洞の長子である。東洞の歿した安永二年（一七七三）に廿四歳で家を継いだ。父の偉業を継承してよく家名をおとさず益々門風を発揮した。大阪、京都に於て医業を開き、多くの門弟を養い種々の述作を著わした。文化十年（一八一四）東洞院西の家に歿した。年六十四。京都、東福寺荘厳院先塋の側に葬る。私は嘗て昭和の初めに荘厳院を訪れ、東洞、南涯その他一族の並ぶ墓前に額づいて感慨に耽ったことがある。その感想はその当時発表した。

南涯の伝記及びその著作については本号に於て諸家の研究力作が発表されることになっているので、私は私一個人として日頃思っていた雑感を玆にとりまとめて一文とし、諸先輩の批判を仰ぎたいと思う。

一

その治療と治験

さて南涯の治療はどのようであったろうか。これはわれ等の最も興味あるところである。これを知るにはまず第一に、その治験を見ることが必要である。

南涯の治験は中川壺山編するところの「成蹟録」と武貞恒徳夫編するところの「続建殊録」とある。「建殊録」は東洞の治験録であって「続建殊録」はこれにならって編集されたものである。

南涯は父東洞の衣鉢を継いで、万事先考に背かざらんことを努め、その遺訓を忠実に学んだと思われる。しかし建殊録と続建殊録とを見るとそこには可なりの相違が見られる。南涯は治療の方針にもまた用いる薬方にも東洞とは違ったところがあり、頗る興味深いものがあるのを覚える。

今、ここに「続建殊録」から南涯の使用した薬方を整理して、東洞のそれと比較考察して見たいと思う。「続建殊録」には四十八例の治験を集め、その「附録」の方には四十一種、合計八十九例の治験である。

これらの治療に使用した薬方とその使用例数は大凡次の如くである。

一、当帰芍薬散　一六例（内二例は兼用）
二、桃仁承気湯　一四例（内一例は兼用）
三、大柴胡湯　一〇例
四、紫円　七例（内一例は兼用）
五、当帰四逆加呉茱萸生姜湯　六例
六、応鐘丸　六例（内二例は兼用）
七、七宝丸　五例（内二例は兼用）
八、桂枝加朮附子湯　五例
九、防已加茯苓湯　五例
一〇、大黄牡丹皮湯　四例
一一、五苓散　四例
一二、茯苓飲　三例
一三、消石丸　三例（内一例は兼用）
一四、呉茱萸湯　三例
一五、柴胡姜桂湯　三例
一六、半夏瀉心湯　三例
一七、調胃承気湯　三例
一八、人参湯　三例
一九、慶虫丸　三例
二〇、桂枝加苓朮附湯　三例
二一、梅肉散　三例（内二例は兼用）
二二、蔦夏丸及湯　二例

二三、排膿湯　二例
二四、鷓胡菜湯　二例
二五、葛根加桔梗湯　二例
二六、葛根加大黄湯　二例
二七、八味湯　二例
二八、解毒散　二例
二九、烏頭湯　二例
三〇、真武湯　二例
三一、茯苓沢瀉湯　二例
三二、桂枝枳実生姜湯　以下各一例
三三、黄土湯
三四、小青竜湯
三五、白州散
三六、消魂丸
三七、白散
三八、白丸
三九、大柴胡加茯苓牡蠣湯
四〇、苓桂朮甘湯
四一、当帰四逆湯
四二、桂枝加芍薬朮附湯
四三、桂枝加芍薬生姜人参湯
四四、桂枝加芍薬知母湯
四五、備急円

四六、承気丸
四七、茵蔯蒿湯
四八、大黄甘遂湯
四九、木防已湯
五〇、夷則丸
五一、白虎湯
五二、苓甘姜味辛夏仁湯加人参
五三、括樓薤白白酒湯
五四、粉蜜湯
五五、消黄湯
五六、奔豚湯
五七、十棗湯
五八、当帰建中湯
五九、茯苓建中湯
六〇、黄耆建中湯
六一、桂枝茯苓湯
六二、白虎加黄連湯
六三、附子湯
六四、茯苓杏仁甘草湯
六五、附子粳米湯
六六、小半夏湯
六七、小半夏加茯苓湯

さて以上の如く「続建殊録」八十九例には六十七種の薬方が述べられているのであるが、「建殊録」は全五十九例、薬方は三十五方である。

勿論南涯の治験は続建殊録や成蹟録のみではないから、この他にも尚多数の方剤が使用されたと思われ、その点は建殊録の東洞の場合でも同じことが云い得る。しかし、全体を通観して、結論としては、南涯の方が東洞より広汎に使用薬方の範囲を拡充したと想像して間違ってはいないであろうと思う。

早い話が、「類聚方」では「未試功方」として掲げられているところの黄土湯や当帰芍薬散の治験が挙げられている。しかも当帰芍薬散は続建殊録だけで十六例もあって、南涯の得意とも云うべき薬方になっているのである。また更に類聚方には挙げてないところの、当帰四逆湯、当帰四逆加呉茱萸生姜湯、当帰建中湯、桂枝芍薬知母湯、大黄䗪虫丸の如きも試用して大いに治効を挙げ、今日のわれ等に多くの興味と示唆とを与えているのである。

二

而して南涯の治験録を読んで一層の興味をそそられることは、東洞より薬方使用の範囲を拡充したというだけでなく、その採用した薬方の内容を見ることによって、その治療の方針とか目標とかが東洞とは可なり違って来たということである。

いまこの両者を比較する便宜のために、東洞の「建殊録」に挙げられた薬方の種類とその例数の要点だけを次に掲げたいと思う。

一、紫円　九例
二、芎黄散　八例（内七例は兼用）
三、七宝丸　七例
四、滾痰丸　六例（内三例は兼用）
五、小柴胡湯　六例（内三例は兼用方を使う）
六、梅肉散　五例（内一例は兼用）
七、大承気湯　五例
八、苓桂朮甘湯　五例（内四例は兼用方を使う）
九、伯州散　四例（全部兼用）

一〇、柴胡姜桂湯　四例（内二例は兼用方を使う）
一一、十棗湯　三例
一二、大黄牡丹皮湯　三例（内二例は伯州散を兼用す）
一三、三黄瀉心湯　三例
一四、越婢加朮湯　三例（内二例は兼用方を使う）
一五、石膏黄連甘草湯　三例（内二例は兼用方を使う）
一六、備急円　二例
一七、半夏瀉心湯　二例（内一例は三黄丸を兼用す）
一八、桂枝加附子湯　二例（内一例は芎黄散を兼用す）
一九、芍薬甘草附子湯　二例
二〇、芍薬甘草湯
二一、桂枝加朮附湯　二例
二二、走馬湯　以下全部一例のみ
二三、控涎丹
二四、平水丸
二五、大烏頭煎
二六、大陥胸丸
二七、硝石大円
二八、大黄黄連湯
二九、建中湯
三〇、礬石湯
三一、小陥胸湯
三二、小青竜湯

三三、八味丸
三四、大半夏湯
三五、茯苓飲

前述の如く建殊録に挙げられた全五十九例に使われた薬方は三十五方である。

建殊録を見て先ず注意出来ることは巴豆、軽粉、芫花、大戟、甘遂、葶藶、附子等の所謂峻剤の治験が頗る多いことである。全三十五方中、このような峻剤が十六種以上もあり、殊に紫円、七宝丸、梅肉散、十棗湯、備急円、走馬湯、平水丸、大陥胸丸の如き峻剤中の峻剤とも云うべきものが多いことは特に注意をひくのである。

もちろん、東洞の治療が平生この建殊録に記載してある如き比例で、これらの峻剤を多用したと考えるのは間違っていると思うが、しかし可成り多用したであろうと想像しても宜しいのではあるまいか。

南涯の方も同じように「続建殊録」の比例がそのまま治験の全体に当てはまるとは云えないであろうが、建殊録の場合と同じく、矢張り全体としては南涯の治療の方向、傾向、概括とでも云うべきものを暗示していると思って可なりであろう。

このように考えると、建殊録と続建殊録との治験を比較することによって東洞と南涯との相違を少なからず見出すことが出来る。

三

東洞はその主張から、いやしくも方証相対と診断すれば、自信を以て躊躇することなく巴豆、軽粉、芫花、附子等の峻剤を縦横に使用した。

これに対して南涯の方は甚だ柔軟なる治療方針で、温和平穏な薬方を多く試用し、この方面を大いに開拓したという印象を強く受ける。南涯は父東洞の学術を忠実に踏襲することを一生の責務と考えたらしいから、その治療方針も勿論先考に倣うこと多大であったろう。それ故彼の治験には東洞と同じく、紫円や七宝丸、備急円、十棗湯や白散の如き峻剤を可なり屢々試用しているのである。しかし例数から云えば、当帰芍薬散、桃仁承気湯、大柴胡湯、大黄牡丹皮湯、柴胡姜桂湯、半夏瀉心湯の如き、比較的温和な薬方の方がはるかに多いと云える。而してそれと同時に気のつくことは、南涯は附子剤たとえば、桂枝加苓朮附湯、烏頭湯、真武湯、附子湯、附子粳米湯の如き薬方の興味ある治験例を多く残していることである。そしてそれとまた同時に、建中湯の各種、苓甘姜味辛夏仁湯加入参、苓桂朮甘湯、人参湯、当帰四逆湯類の如き、所設陰証、虚証に用いる薬方を多数試みていると思われる点に特徴がある。当帰芍薬散や附子剤の如きも勿論この種の中に考えられるものであり、そしてそれは彼の学説である気血水論に繋っていること勿論であろう。

かくして南涯の治療は父東洞に比較すると一層広い範囲の薬方を使うことになり、特徴的薬方を適宜に使って慢性疾患の治療に新生面を開くことが出来た。

これは臨床的に見て大きな進歩であった。南涯は東洞に比し、更に広いレパートリーを開拓したのである。

われ等は東洞の治療を見ると、その天才的巨人的手腕に驚嘆するのであるが、それと同時に、あまりに英雄的、武断的手法に畏敬の念を禁し得ず、近よりがたい印象さえも受ける。

ところが南涯になると、彼の治験に出て来る薬方は殆んど今日われ等が日常使っているものと同じではないか。その点にわれ等はまず何よりも親しみを感ずるのである。

今日われ等が所謂古方派の薬方を広く安心し信頼して使用出来るようになったのは、勿論多数の古人先輩の経験による賜物であるが、おそらくその最も初期の功労者の一人として南涯を一挙げなければならないのではないかと思う。

四

さて茲で私はまた改めて考えてみなければならぬ一つの事に出会う。

それは今日、われ等は東洞が巴豆や軽紛や附子等々を多数用い、南涯も当帰芍薬散や桃仁承気湯等々を度々使ったことに就いて、いかにも簡単にほしいままに使用した如く想像する。しかし私は現在のわれ等の医学的、漢方的、殊にその古方派的或は更に社会的の智識や条件を以て、当時の東洞や南涯の治療的態度、臨床的心境を安易に類推してはなるまいと思うことである。

現在のわれ等は既に科学的医学の基礎を身につけているし、徳川時代以来明治百年の数多くの先哲先人の経験を知ってこれに基く治療に充分の信頼を置いている。たとえわれ自身としては未熟であり未知の領域が多分にあって、その点に不安や動揺を覚えるとしても、優れたる先人の業績やその人達の学術には不信の念を抱かない。少くもそれら尊敬する先人を信頼することによって自分の行う治療に充分の、或は少くもある程度の希望と期待とを持つことが出来る。われ等はその様な心理に頼って自己の治療を行うことが出来たのである。たとえ自分一個としては全く未経験な薬方であろうとも、先人の遺してくれた経験に信頼してこれを実際に施す覚悟をもつことが出来たのである。

ところがどうであろうか。東洞や南涯の時代は如何なる状態の下にあったのであろうか。

東洞は所謂古方四大家の一人で、しかもその最高峰の如く云われるが、他の三人即ち後藤艮山も香川修庵も、名古屋玄医はさらなり、みな東洞の先輩である。古方四大家などと云うと、これらの人達はみな傷寒論や金匱要略の薬方を以て治療し、その貴重なる学説や経験の集大成が東洞に伝えられて最高峰になったかの如く思われるかも知れない。

しかし実際は如何。玄医、艮山、修庵みな勿論相通ずろ思想もあり、相通ずる目標もあったと云えるが、臨床医家としての実際はこれはまた相通ぜぬところの方が多かったと云ってもよい位ではなかろうか。

況んや玄医、艮山、修庵という三先輩が東洞に学統を継がせたのでもない。東洞にとっては何れも師弟というような関係もない。もちろん或る影響はあったと云うことは出来ようが、学説の治療法を教えられたとか経承したというような関係はない。

東洞は全く独自と云ってよい位、自分一個で考え、自分一個で新しい医学を開拓したと見る方が正しいと思う。あの当時の医家で東洞の他に誰が傷寒論と金匱要略の薬方だけで治療を行ったであろうか。東洞ほど傷寒論の中に真の医学の姿を発見し、真の治療法と薬方とを発見した者があったであろうか。

傷寒論の薬方を実際臨床的にひと通り経験することだけでも容易ではない。あの当時これを東洞に教えてくれるような特殊な先輩はなかったと思ってよい。

五

東洞の時代、即ち彼の生れた元禄十五年から、その死んだ安永二年に至る頃の時代には、傷寒論を読解するということだけでもこれは相当の仕事であったに相違ないと思う。もとより邦人の註解書の如きは簡単に手に入る時代ではない。今日ある註解書の如きは何れも東洞以後のものである。わが国で金匱要略の最も早い註解書を著した名古屋玄医も喩昌の傷寒尚論を読んで感奮したという状態であるから傷寒諦の解釈については中国の文献を読むより他なかったであろう。

従って傷寒論の解釈とて今日の吾人が知っているようなものとは相当の開きがあったと考えて然るべきである。東洞が松原一閑斎等と傷寒論を輪読したが遂に意見があまりに違うので中途にして廃止のやむなきに至ったという挿話は、必ずしも東洞のみが全く別箇の解釈を固執した故と簡単には云い得ないのではないか。

室町時代に坂浄運が傷寒論を招来する以前に、既に平安朝に輸入されていたとしても、傷寒論の解釈が既に医者の間に一般に行われていたとか、その評価が一定していたとか云う事実もない。況んや傷寒論薬方の実際的運用に基づく理論的乃至は系統的研究をや。たとえ存在してもそれは断片的、部分のものでしかなかった。

かかる方面の開拓が吉益東洞の畢生の業績であり、その不朽の功績であると私は思う。彼は薬方一つ一つの治療経過とその効果とを如何に真剣に観察したか。その実際的経験の結論として彼の傷寒論が出来、薬徴が出来、類聚方が出来たのである。

所謂実験親試にあらざれば何事も信頼せぬという科学的態度を以てしたのであるから、傷寒論の解読もその臨床的研究も容易なものではなかったわけである。

「類聚方」の「為則按……」の条文も「未試功方」も東洞の科学的良心、開拓の真摯な態度の証明であり、結論であつた。東洞は殆んど無人の野を開拓したのである。前人未踏の領域に手を入れたのである。それは到底彼一代に完成するような易しいものではなかった。彼の結論や主張にたとえ誤りがあったとしてもそれはむしろ当然であると云ってよい。

東洞の生前なお為し及ばなかった研究を更に拡充し完成せんとしたのが、南涯であり、その門下一統であった。今日われ等が古方派の薬方を安んじて広く使用することの出来る基礎は南涯に負うところ多大であり、大いに感謝せねばならぬところと思う。

気血水論

一

気血水論は南涯の学説として有名であり、彼を最も特徴附けるものとして知られている。南涯はこれを根拠として傷寒論を解釈し薬能を説明し病証を分類した。

父たる東洞は万病一毒という破天荒の学説を唱導して一世を風靡した。しかし南涯はそれだけでは説明が足らぬと考え、更に一般の理解を得るために一歩を進めて気血水三種の原理を分類した。

この気血水論に対して、当時既に万病一毒論に背くという非難が出されたらしい。当時は父の説を継承せず異説を唱導するということを以て人倫に反するという論法で、その学術、学問をも非難する者が存在した。南涯は気血水論が決して父東洞に背くものではないことを縷々陳弁しているのを見ると時代というものを強く感じさせるのである。

勿論南涯はその生涯を通じて父東洞に背く学説など唱えるつもりはなく、忠実に父の遺法、遺訓を守って家学を振興し家名を盛んにすることに努力した。彼の著述の措辞や表現を見ても頗る謹厳で、先考を思うの情に満ち、彼の肖像に現われている如く頗る温厚な人柄であったと思われる。父に背くという如き批判は彼としては堪え得ざることであったろう。

しかし医学史家が評する如く、気血水論は南涯の独創とは云い得ぬものである。気血水の水を痰とすれば、既に曲直瀬道三の説きたるところと同じと云ってよく、更にこれをさかのぼれば唐宋医学から古代中国医学に帰することになるのである。

南涯は父東洞の万病一毒論では説明が完全でないと考えて、一層その原理をこまかに分類し完備修飾せんとしたのであろう。

しかし、これを虚心に考えてみると南涯のこの企ては万病一毒論を前進させた如く見えて実は後退させていると云うべきではないか。功罪相半ばすると云いたいところであるが、実は功の方より、罪の方が多くなるのではないか。これは甚だ無礼な云い方であるかも知れないが。

二

東洞の万病一毒論は文字通り、当時全く破天荒の学説であった。所謂後世派医学の考え方を木ッ端微塵に粉砕した革命であったのである。

陰陽五行説を基礎にした形式的病理や治療で固定し、動きのとれなくなった当時の医学を根本的に破壊し、流動する生命の変化に即する医学を建設せんとしたのである。彼はその自己の理想とする医学の典型を傷寒論に認めたのであり、そしてそれを身をて以て実験したのである。

一毒説の意味と価値とはそこにあるのである。死物にならんとした医学を生きた医学に蘇生させたのである。これを譬えて云えば、方角だ、年廻りだ、合性だ、吉だ、凶だと騒いで動きのとれなくなった人間に、「本来東西なし、何れの所にか南北あらんや……」と一喝したのと同じである。

本当の生命現象を凝視せず、皮相な表面だけに固執してしまうから死んだ医学になってしまうのである。その固執、固定を粉砕するのには万病一毒でなければならぬのである。

この万病一毒では説明が足りぬと云って気血水を唱えるのは、またもとの境地に引返すことである。本来東西なしと云っておきながら、あらためて南北を分ける様なものである。前進の如く見えて後退なのである。

生命は全体であり分析することの出来ぬものである。そこで一毒論でよいのである。気血水と三者に分類すれば既に茲に、生命を分析固定する誤りに陥らんとする。気、血、水の各々が別箇にはたらく如き錯覚に陥る。

三

いや実に厄介なのは、この生命現象を分析して、それを固定してしまうという人間の頭脳・思考なのである。

東洞は陰陽五行を完膚なく抹殺した。しかし彼は陰陽五行をよく知っていた。傷寒論をこの上なく尊重したが、しかし同時にこれに固執することを極力警めた。「仲景という狐に化かされるな」「吉益が舌をも守るな」と常に云った。

本当のところ、陰陽五行説は甚だ貴重な学問なのである。これは歴史的に人類の智識の集大成であり智恵の集計であるのである。当時の哲学でもあり科学でもあり宗教でもあったのである。文字は古くとも廿世紀の科学と通ずるところも少くない。勿論これを今日の科学と同一視することは出来ないにしても根本原理として同一のものも少くないと云える。

それ故この智識を人間の実生活の上に応用することは可能であり必要でもある。しかしそれは現代の科学とは異なる故に、そのままを直ちに使用するには注意を要する。

この注意として最高の重要なる事は、さきに述べた生命の分析と固定という点にある。

本来東西はないが、人間の生活にはこれが必要なのである。しかしこれに固執し固定すれば人間を誤らしめて不幸にするのである。そしてそれは同時に生命を分析すると同じことになるのである。

しかしかく述べて来ると、現代廿世紀の医学も陰陽五行説の昔を笑うことの出来ぬところがある。現代の科学は医学に関する限り未だ未開拓の分野が多く完全には程違い。それにも拘わらず、ビタミン学者は一切の病気をビタミンで説明したり治療したりしようとする。ホルモン学者は一切をホルモンで解決出来るように云う。ＥＴＣ・生命を分析して考え、ビタミンやホルモンに固執する限り、東洞に一喝された徳川時代の医者を笑うことは出来ない。

陰陽五行でも傷寒論でも固定したり、分析したりすれば死んでしまうのである。東洞はその点を言葉を極めて論じているのである。

四

東洋医学には本来古方も後世もない。かく分類するのは歴史的意味によるだけである。民族の歴史、社会状勢の変遷等生活の背景を知らずしては医学の内容も理解出来ず、医学者の行動も批判出来ないであろう。

吉益東洞が万病一毒論をひっさげて立ったのも、当時の医学事情、社会状勢と不可分であり、他の学派医学の消長もまた同様である。南涯が気血水論を唱導したのもまた当時の歴史的条件に大きく影響されているのである。

南涯が生きた時代、即ち東洞のあとを継いだ安永二年(一七七三)あたりから、その死んだ文化十年(一八一四)頃までの、医学界の状況を少くも一瞥して見る必要がある。

東洞の人格と学識とを認め、之を陋巷から帝部の桧舞台に推薦してくれた山脇東洋は東洞より約十年前の一七六二年(宝暦十二年)に既に没していた。東洞の没する二年前の一七七一(明和八)には鬼才永富独嘯庵が没している。東洞の没した翌年の一七七四(安永三)には「解体新書」という劃期的の出版が完成されている。一七八一(天明元)には腹診の大家瀬丘長珪が没し、一七八七(天明七)には傷寒論学者の山田正珍が没している。つづいて、一七九一(寛政三)には幕府は躋寿館を医学館と改めて国学とし、医学界に君臨することになった。南涯が気血水論を唱導した翌年の一七九三(寛政五)には宇田川玄随が、これも当時の耳目を驚かせた「内科選要」を出版した。さらに一八〇五(文化二)には南涯の門人でもあった華岡青洲が全身麻酔法という破天荒の方法を以て乳癌の手術に成功した。一八一〇(文化七)には考証派の大学者とも云うべき多紀元簡の死があり、その翌年の文化八年には幕府は翻訳局を置いていよいよ西洋文化の摂取に乗り出した。

この様な歴史を見ると、南涯の時代は実に容易ならぬものであったことが分る。おそらく徳川時代に於ても最も多事多彩な時代であった。伝統的医学に対しては古方派の革命的反撃がいよいよ盛んになり、両者の論争が激化する一方、外国医学がいよいよ直接に翻訳紹介されるという前代未聞の事件が起り、所謂百家斉放、百花繚乱時代であった。

この時に当って東洞の後継者として古方派の陣頭に立ち、革新派として、在野党として一族郎党をひきいてゆくには容易ならぬ苦心があったものと推察される。南涯は非常に穏健着実な君子人であったようであるが東洞の跡を継いだ時まだ廿四歳であった。それだけ彼の苦労は大きかったに違いない。一党の頭領として吉益家の名誉を守るはもちろん、東洞の未だ成し得なかった遺された仕事を完成すると同時に、更に父東洞の医学を前進せしめねばならない。

彼は意気軒昂たる新しき医人の活動を身近く感じていたに違いない。医学界の新しいニュースはおそらく陸続と導されたであろう。それは勿論今日の如く速やかに、且つ詳細に報導されなかったかも知れぬが、しかしそれだけに却って、感激と興奮とをまき起し、場合によっては不安や焦燥まで呼んだかも知れぬ。

南涯は医範、方機、輯光傷寒論その他の著書に見るが如く、父東洞の未だはたし得なかった領域をひたすら完成し、更に所謂新機軸を開かんと努力したのである。

その熱情と誠意とはわれ等の充分認めて之を賞讃し感謝せねばならぬところである。しかし今日から見ればそれらの業績は南涯の思ったほどに成功したとは云われない。私をして無遠慮に云わしむればむしろ東洞の意に反しているところさえあると思う。

しかしそれであるからと云って私は南涯を非難する気にはなれない。東洞が生前思いながらも遂に着手完成し得ざりし医学の領域、南涯がそれを完成せんとして却って後退してしまった如き医学の問題は、結局あの徳川時代という時代としては到底解決出来なかった領域なのである。

東洞が生前、その反対者やある門人達から質問され詰問されて遂にその返答に窮した如き問題は、南涯がいかに鋭意努力したにしても、東洞南涯の時代にはまだ万人の承認し得るような客観的、実証的に解決する手段が無かったのである。

それは次の時代、即ち自然科学的医学の時代に候たねばならなかった。但しそれがまた自然科学の領域に止っている限り、また同じ過誤と失敗とをくりかえして行かねばならぬ。それが歴史というものではなかろうか。（終）（筆者・医博・千葉県安房郡富浦町）

〔附録六〕 気血水の異変に関する診断基準

『症例から学ぶ和漢診療学』改訂三版　寺澤捷年著　医学書院（二〇一二年）

〔 気虚の判断基準 〕

気虚スコア			
身体がだるい	10	眼光・音声に力がない	6
気力がない	10	舌が淡白紅・腫大	8
疲れやすい	10	脈が弱い	8
日中の睡気	6	腹力が軟弱	8
食欲不振	4	内臓のアトニー症状[1)]	10
風邪をひきやすい	8	小腹不仁[2)]	6
物事に驚きやすい	4	下痢傾向	4

判断基準　総計 30 点以上を気虚とする。いずれも顕著に認められるものに該当するスコアを全点与え、程度の軽いものには各々の 1/2 を与える。

注１）内臓のアトニー症状とは、胃下垂、腎下垂、子宮脱、脱肛などをいう。
注２）少腹不仁とは、臍下部の腹壁トーヌスの低下をいう。

〔 気鬱の判断基準 〕

気鬱スコア			
抑うつ傾向[1)]	18	時間により症状が動く[2)]	18
頭重・頭冒感	8	朝起きにくく調子が出ない	8
喉のつかえ感	12	排ガスが多い	12
胸のつまった感じ	8	噯気（げっぷ）	8
季肋部のつかえ感	8	残尿感	8
腹部膨満感	8	腹部の鼓音	8

判断基準　いずれも顕著に認められるものに当該スコアを与え、程度の軽いものには各々各々 1/2 を与える。総計 30 点以上を気鬱とする。

注１）抑うつ傾向とは、抑うつ気分、物事に興味がわかない、食欲がない、食物が砂をかむようで美味しくないなどの諸症状からその程度を判断する。
注２）「時間により症状が動く」とは、主訴となる症状が変動すること。

〔 気逆の判断基準 〕

気逆スコア			
冷えのぼせ[1]	14	物事に驚きやすい	6
動悸発作	8	焦燥感に襲われる	8
発作性の頭痛	8	顔面紅潮	10
嘔吐（悪心は少ない）	8	臍上悸[2]	14
怒責を伴う咳嗽	10	下肢・四肢の冷え	4
腹痛発作	6	手掌足蹠の発汗	4

判断基準　いずれも顕著に認められるものに当該スコアを与え、程度の軽いものには各々各々 1/2 を与える。
総計 30 点以上を気逆とする。

注 1）冷えのぼせとは、上半身に熱感があり、同時に下肢の冷感を覚えるもの。暖房のきいた室内に入ると誘発されるものがあり、これも 14 点を与えてよい。
注 2）臍上悸とは、正中部の腹壁に軽く手掌を当てた際に触知する腹大動脈の拍動をいう。

〔 血虚の判断基準 〕

血虚スコア			
集中力低下	6	顔色不良	10
不眠、睡眠障害	6	頭髪が抜けやすい[1]	8
眼精疲労	12	皮膚の乾燥と荒れ、赤ぎれ	14
めまい感	8	爪の異常[2]	8
こむらがえり	10	知覚障害[3]	6
過少月経・月経不順	6	腹直筋攣急	6

判断基準　いずれも顕著に認められるものに当該スコアを与え、程度の軽いものには各々各々 1/2 を与える。
総計 30 点以上を血虚とする。

注 1）頭部のフケが多いのも同等とする。
注 2）爪がもろい、爪がひび割れる、爪床部の皮膚が荒れてササクレるなどの症状。
注 3）ピリピリ、ズーズーなどのしびれ感、ひと皮かぶった感じ、知覚低下など。

〔 瘀血の判断基準 〕

瘀血スコア					
	男	女		男	女
眼瞼部の色素沈着	10	10	臍傍圧痛抵抗　左	5	5
顔面の色素沈着	2	2	臍傍圧痛抵抗　右	10	10
皮膚の甲錯[1)]	2	5	臍傍圧痛抵抗　正中	5	5
口唇の暗赤化	2	2	回盲部圧痛・抵抗	5	2
歯肉の暗赤化	10	5	S 状部圧痛・抵抗	5	5
舌の暗赤紫か	10	10	季肋部圧痛・抵抗	5	5
細　絡[2)]	5	5			
皮下溢血	2	10	痔　疾	10	5
手掌紅斑	2	5	月経障害		10

判断基準　20 点以下：非瘀血病態、21 点以上：瘀血病態、40 点以上：重症の瘀血病態。スコアはいずれも明らかに認められるものに当該のスコアを与え、軽度なものには 1/2 を与える。腹部の圧痛点は、下図に示すとおりである。

注 1）皮膚の荒れ、ザラツキ、皸裂。
注 2）毛細血管の拡張、くも状血管腫など。

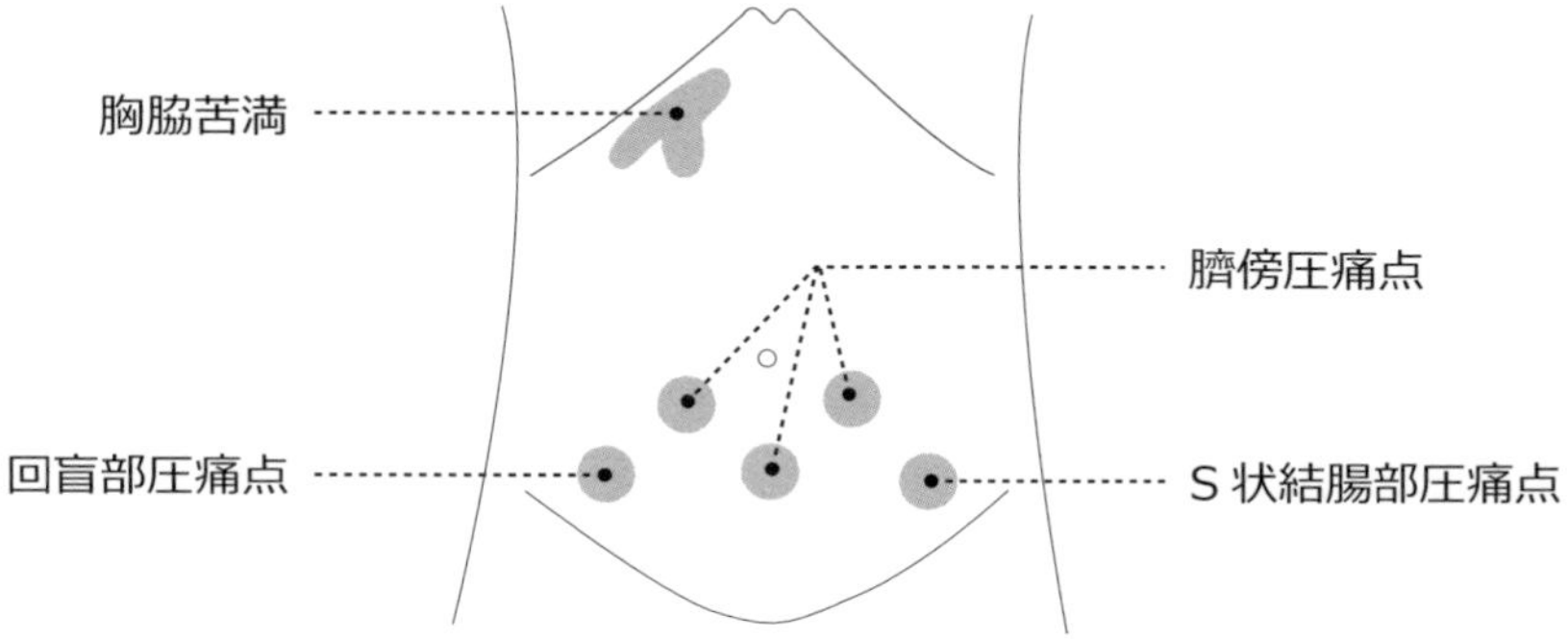

瘀血の腹部症候

〔 水滞の判断基準 〕

水滞スコア			
身体の重い感じ	3	悪心・嘔吐	3
拍動性の頭痛	4	グル音の亢進	3
頭重感	3	朝のこわばり	7
車酔いしやすい	5	浮腫傾向・胃部振水音	15
めまい・めまい感	5	胸水・心のう水・腹水	15
立ちくらみ	5	臍上悸	5
水様の鼻汁	3	水瀉性下痢	5
唾液分泌過多	3	尿量減少	7
泡沫状の喀痰	4	多尿	5

判断基準　総計 13 点以上を水滞とする。

注 1）臍上悸《せいじょうき》：臍部を軽按して触知する腹大動脈の拍動亢進。

事項索引

ア行

キ行

サ行

タ行

ハ行

マ行

ヤ行

生薬索引

ア行

カ行

サ行

タ行

ナ行

ハ行

マ行

方剤索引

人名索引

書名索引

寺澤 捷年（てらさわ かつとし）

1944年東京生まれ。1963年都立両国高校卒業。1970年千葉大学医学部卒業。1979年千葉大学大学院中枢神経解剖学専攻修了、医学博士。1979年富山医科薬科大学附属病院和漢診療部長。同大学医学部和漢診療学講座教授、同大学医学部長、副学長（病院長）などを歴任。2005年千葉大学大学院医学研究院和漢診療学教授。2010年より千葉中央メディカルセンター和漢診療科部長。

日本神経学会専門医、日本東洋医学会専門医・指導医。

和漢医薬学会理事長、日本東洋医学会会長、東亜医学協会理事長を歴任。

著書に「吉益東洞の研究 - 日本漢方創造の思想」（岩波書店）、「症例から学ぶ和漢診療学」（医学書院）、「完訳 方伎雑誌」（たにぐち書店）、「完訳 医会之鉄椎」（共著、たにぐち書店）、「和漢診療学 - あたらしい漢方」（岩波新書）、「井見集 附録」（あかし出版）、「漢方腹診考 症候発症のメカニズム」（あかし出版）などがある。

日本東洋医学会賞、和漢医薬学会賞、日本医史学会矢数道明賞、
全日本学士会アカデミア賞、日本医師会最高優功賞他を受賞。

漢方・気血水論の研究

2018年3月1日　第1版発行

著　者　　寺澤捷年
発行者　　檜山幸孝

発行所　　あかし出版
101-0052　東京都千代田区神田小川町３－９
http://www.akashishuppan.com
総務部　939-8073　富山県富山市大町２区１-７

ISBN 978-4-908740-03-9　　Printed in Japan